U0335923

David Raubenheimer & Stephen J. Simpson

[澳] 大卫 · 劳本海默
[澳] 史蒂芬 · J. 辛普森
著

范雪竹
译

# 动物为什么吃不胖？

后浪出版公司

## 关于食欲、代谢与肥胖的营养大发现

*What Nature Teaches Us About the Science of Healthy Eating*

# *Eat Like the Animals*

贵州出版集团
贵州人民出版社

献给杰奎琳、加布里埃尔、朱利安、简和弗雷德

——大卫·劳本海默

献给莱斯利、阿拉斯泰尔、尼克和珍

——史蒂芬·J. 辛普森

# 目 录

# 引 言

史黛拉（Stella）居住在南非开普敦市的郊区。她所在的这个“社区”包括她自己在内共有25名成年“人”，而她的子女数量实在令人震惊——她有40个孩子。这个“社区”位于桌山（Table Mountain）①山麓的丘陵地带，环境静谧；周边围绕着葡萄园和松树种植园，桉树林郁郁葱葱，凡波斯②绵延不绝。这片区域还有其他几个小村落。

卡莉·约翰逊（Caley Johnson）来自纽约，是一名人类学专业的学生。她的毕业论文研究的是乌干达农村人口的营养问题，那里的人几乎只能靠天然食品生存。卡莉的学术顾问建议，如果能加入一些对比，论文会更加有趣——去研究那些既吃天然食品，也吃加工食品（含糖和含脂肪的加工食品）的

---

① 位于开普半岛北端，因山顶如桌面般平坦而得名。——译者注（如无特别说明，本书注释均为译者注）

② 当地的一种天然灌木植被。

群体。正因如此，卡莉来到了开普敦，遇到了史黛拉——一只狒狒。

卡莉使用的是人类学的标准研究方法：对个体进行一整天的观察，记录他们在这一天都吃了哪些食物，以及每种食物的摄取量。随后这些记录会被送到实验室进行分析，获得相应的营养成分明细，提供一份详细的每日饮食报告。但是这项研究多少有些偏颇：研究人员并没有追踪多个不同的个体，对每一个个体分别进行一整天的记录；他们的选择是，只找一个个体，连续 30 天记录这一单独个体的日常饮食情况。所以，卡莉得以近距离地了解史黛拉的饮食习惯。

卡莉的记录见闻确实很有意思。史黛拉饮食的多样性达到了令人大吃一惊的地步：她的食谱多种多样，在 30 天里她差不多吃了 90 种食物。而且在每一天里，她的食物都是天然食品和加工食品的不同组合。这种现象说明，史黛拉并没有刻意区分食物，她只是不加选择地想吃什么就吃什么。实验室提供的营养分析数据似乎也说明了同样的问题。在史黛拉的饮食结构中，脂肪和碳水化合物的比例变化极大。这是可以预见的，因为她每天吃的东西都不一样。

卡莉随后发现的内容更加出人意料。她计算出史黛拉每天摄取的碳水化合物和脂肪的总热量，以及每天消耗的蛋白质数量，而当她把这两个结果放到图表中计算时，发现两者之间有着紧密的联系。这意味着，不管史黛拉吃了什么，蛋白质与脂肪及碳水化合物的比例——衡量饮食平衡的一个重要指标——在一个月的时间里都保持着绝对一致。不仅如此，史黛拉每天摄取食物的比例——1份蛋白质、5份脂肪和碳水化合物的结合物——正是史黛拉同体型的健康女性的营养均衡标准，这一点已经被科学证实。所以史黛拉实际上并不是不加选择地吃，她是在一丝不苟地精确地吃——清楚哪种饮食养生法则最适合自己，也知道如何去做。

但是，史黛拉是怎样做到如此精准地控制自己饮食的呢？把多种食物编制成一份营养均衡的食谱，这个过程非常复杂，卡莉也深知这一点——即便是专业的营养学家也需要利用计算机程序来实现。卡莉难免会想：史黛拉难道是一位营养学家？如果史黛拉不是一只狒狒的话。

当你想到我们人类为了追求合理膳食所听从的各种饮食建议时（并不是说这些建议能给我们大多数人带来很多好处），史黛拉的故事就更令人困惑了。

与此同时，我们的野生动物“亲戚”狒狒，却已经凭借本能找到了明确的答案。为什么会这样？

在我们开始探询这个问题之前，还有一个更怪诞的故事要和大家分享。奥德丽·杜苏托尔（Audrey Dussutour）是悉尼大学的一名实验室科学家。这一天，奥德丽拿出解剖刀，准备开始今天的实验——将柔软又黏糊的一坨黏菌切成许多个小块。她身边的工作台上整齐地摆放着数百个培养皿，排成几排。

奥德丽用镊子夹起一个个黄色黏菌小块，小心翼翼地将它们分别放入培养皿的中间，再盖上盖子。这些培养皿中，有的放置了小块蛋白质，有的放置了小块碳水化合物，还有的围绕成一圈排列着 11 个微型、果冻状的食物块，食物块中蛋白质与碳水化合物的比例各不相同。最后，每个培养皿里都放入了一小块黏菌。奥德丽把培养皿叠放在纸箱里，静置了一整夜。

第二天，奥德丽打开纸箱，取出培养皿放在工作台上。在近距离观察这些培养皿时，她大吃一惊。一夜之间，每一小块黏菌都发生了变化。当培养皿里有两种食物时——一块是蛋白质，另一块是碳水化合物——黏菌朝着两种营养物质都伸出了细长的卷须，而朝两个方向延伸的距离刚好够把这两种营养物质混合在一起。在这份混合物中，蛋白质和碳水化合物的比例恰好是 2∶1。还有更令人诧异的事情：如果将黏菌放置在含有 11 种不同食物的培养皿中间，过了一夜，黏菌同样会将细长的卷须伸向蛋白质和碳水化合物，比例仍旧为 2∶1，并对其他的食物一概视而不见。

那么，这种蛋白质和碳水化合物比例为 2∶1 的食物有什么特别之处吗？当奥德丽把黏菌分别放进含有不同比例的蛋白质与碳水化合物的培养皿时，答案就出现了。第二天，有些培养皿中的黏菌“按兵不动”，而其他黏菌则飞速扩张，蕾丝状的黄色脉络铺满了整个培养皿。后来，当奥德丽在图表中绘制这些黏菌的生长情况时，就好像在用等高线标记一座起起伏伏的山峰。和 2 份蛋白质与 1 份碳水化合物同处一皿的黏菌站在了生长之峰的最高点。如果蛋白质的比例下降，碳水化合物的比例上升，或者情况完全相反，黏菌的生长就会减缓。换句话说，当这些黏菌能有机会选择自己的食物时，它们精准地选择了能最大程度促进自己健康成长的营养物质。

奥德丽的黄色黏菌拥有非凡的营养学智慧，它们还有一个学名叫作多头绒泡菌（*Physarum polycephalum*）——正如字面意思，一种多头的黏菌。有一部名为《变形怪体》（*The Blob*）的B级片，而黏菌就是这部电影的真实再现。这种多头绒泡菌在我们的生活中并不常见，但是，跟其他黏菌（包括名字绝妙的狗吐黏菌）和真菌一样，它们也隐蔽地栖息在落叶之间和树木上，以及世界各地森林地表层的土壤中。多头绒泡菌是一种单细胞生物，拥有数百万个细胞核，体积虽然极小，但是可以不断地自我生长繁殖。它们像变形虫一样爬行，体内发展出用来输送营养物质的复杂网状管道。它会伸出细长的须，再用这些细须去捕捉任何想吃的东西。虽然有点恐怖，但却让人着迷。

这样看来，我们也许能接受“狒狒史黛拉”能做出种种明智的营养决策这个现实了。但是，一个单细胞生物，既没有任何器官，也没有翅膀或四肢，更不用说大脑或中枢神经系统，为何能如此精妙地选择食物并且付诸实践？

这让人非常困惑，所以我们向一位专家寻求帮助。

约翰·泰勒-邦纳（John Tyler-Bonner）教授把热气腾腾的咖啡倒进做实验用的烧杯里，递给了史蒂芬，咖啡是直接在本生灯[①]上煮开的。本生灯放在柚木工作台上，蓝色的火焰静静地发出嘶嘶声。史蒂芬在约翰的办公室里，跟这位黏菌生物学

① 德国化学家R. W. 本生发明的加热器具，用煤气为燃料，用于化学实验室。

专家讨论奥德丽的发现——这间办公室就像一个时间胶囊，自从约翰 1947 年来到普林斯顿大学生态与进化生物学专业任教以来，这间办公室的布置就从未改变过。约翰是黏菌研究的先驱者，而他的成果为分散性实体内部的复杂决策研究奠定了基础，例如鸟群、鱼群和人群，或者跨国公司。

约翰解释道，黏菌的每个部分都能感知到自己所处的营养环境，并做出相应的反应。所以，一块黏菌就像一个独立的、具有意识的个体，寻找着理想的食物来源——保证均衡饮食，从而确保对自己的健康有所裨益——同时，对于无法满足这个目标的食物，黏菌自然会将它们拒之门外。

看到这里，你可能会同意，黏菌比那些我们能说得上名字的、有知觉的生物强得多。你也可能意识到了，这一点和我们要讲的主题有很大的关系。

为什么我们两个昆虫学家要写一本关于人类饮食、营养与健康的书？而且这个主题已经有不少的专家发表过见解。一开始我们并没有打算这么做。在我们作为科学家的职业生涯中，尤其是一起合作的 32 年中的前 20 年，我们研究昆虫，试图解决自然界中永恒的谜题之一：生物们如何知道自己该吃什么？

想要回答这个问题，你需要知道一些关于生命的非常重要——甚至也可能具有实用意义的知识，而且不仅仅是关于昆虫的。不过现在说这些有点太早了，我们最好还是从头开始。

# 第一章

# 蝗虫之日

时间回到1991年。我们正一起坐在史蒂芬的办公室里，盯着他的电脑。史蒂芬的办公室位于牛津大学自然史博物馆——1860年，那场著名的“大辩论”就在此进行。辩论的一方是托马斯·亨利·赫胥黎（Thomas Henry Huxley），他被称为达尔文的“斗牛犬”，而另一方是牛津大主教塞缪尔·威尔伯福斯（Samuel Wilberforce），辩论的焦点是达尔文的进化论。据说在辩论白热化之际，威尔伯福斯问赫胥黎：你的祖父母中，谁是从猴子进化来的？而赫胥黎回答，他并不介意猴子是自己的祖先，但对于用自己的天赋去掩盖真相的人，他不齿与之为伍。

我们刚刚完成了一次关于食物的实验，这是我们所做过的实验中规模最大的一次。研究对象是蝗虫，它是蚱蜢中一个特殊的种类。下文将解释，为什么蝗虫会是理想的研究对象。

当时的我们还不知道，在这一天的研究结束之前，一个基于达尔文理论的营养学研究新路径即将落地生根。

我们想回答两个问题。第一，动物是根据什么食物对自己有利的判断来决定吃什么吗？第二，如果因为某些原因动物无法吃到理想食物，那么吃了其他的东西会怎样呢？

你会发现这两个问题的答案可能相当重要。

我们在实验室里精心准备了25种不同的食物，这些食物中蛋白质和碳水化合物的比例各不相同，而这两种主要的营养物质正是食草类昆虫（例如蝗虫）所需要的。在准备的食物中，有一些蛋白质含量高而碳水化合物含量低（有点像肉类），有一些碳水化合物含量高而蛋白质含量低（更接近米饭），还有介于这两种比例之间的其他食物。

虽然这些食物中蛋白质和碳水化合物的比例各不相同，但是外观却非常相似：都是干燥的颗粒，有点像加水之前的蛋糕粉。昆虫似乎喜欢这样的食物。

我们把这些混合食物提供给蝗虫，它们可以尽情享受美味，想吃多少就吃多少，但是只能吃特定的某一种食物，直到蝗虫成熟蜕皮，变为成虫。食物不同，这一过程最短需要9天，最长则需要3个星期。保障实验的顺利进行着实是一项挑战——实验人员要一丝不苟地准备25种不同的食物，再给200只蝗虫每只各喂一种，随后小心翼翼地计算每只蝗虫每天的进食量。

实验期间，我们在动物学系深处一间逼仄潮湿的房间里度日如年，屋内的气温达到90华氏度[①]——这个温度可以让

① 约32.22摄氏度。

生活在沙漠环境里的蝗虫茁壮成长，但却是对人类友谊的巨大考验。约翰·凯尔（John Cale）[①] 和传声头像乐队（Talking Heads）的音乐帮助我们保持着理智。每只蝗虫在自己的塑料小屋里生活，里面有金属制成的栖木，还有装着特定种类食物的小盘子，重量差不多 0.1 毫克，还有一个装水的小盘子。

每一天，我们都要取出每只蝗虫的餐盘，像下水道工人一样小心谨慎地从盘子和小屋里挑出蝗虫的粪便球。通过测量喂食前后的餐盘重量以及对粪便的分析，我们可以了解蝗虫摄入食物和消化的情况。每个餐盘都必须放入干燥器内进行脱水处理，一点水分都不能留下。随后用一套电子秤设备重新称重，这套设备十分精确，可以检测出 0.01 毫克的重量变化。通过测量喂食前后的餐盘重量，我们可以计算出蝗虫在这一天中吃了多少东西，由此可以精准地了解蛋白质和碳水化合物的摄入情况。

我们日复一日地对 200 只蝗虫重复着同样的流程，直到它们成功蜕变为拥有翅膀的成虫，或者“蜕皮未捷身先死”。我们记录了这一过程所需的天数，测量蝗虫的体重，分析它们增加了多少脂肪和无脂肪组织。

最后，我们并肩坐在史蒂芬的电脑前，准备对实验结果一探究竟。为了理解实验的结果，我们应该先看看蝗虫在自然环境下是如何生活的。毕竟它们也不是在牛津大学的地下实验室里进化出来的。不仅如此，正如书中所述，如果不理解包括人

---

① 英国男乐手，地下丝绒乐队（The Velvet Underground）的成员。

类在内的所有物种进化的生物学背景，那么关于营养的结论都将毫无意义。

◆◆◆

有两只蝗虫幼虫，生活在北非的某个地方。

有一只蝗虫独自长大。此地已经数月没有降雨，也难觅其他同类的踪影。它的身体呈现出漂亮的绿色，得以与植物融为一体。它形单影只，行为“羞涩”，被其他蝗虫所排斥。理由很充分：一只蝗虫可以轻松藏匿，而大群的蝗虫会引来饥饿的鸟类、蜥蜴和觅食的蜘蛛，麻烦不小。

在另外一个地方，另一只蝗虫是在群体中长大的。不久前，这里刚下过雨，其他的蝗虫也像它一样生活在庞大的群体中，一起享用着茂盛的植物，敞开肚皮大吃大喝。它是派对动物——颜色明亮，行为活跃，积极融入群体。一群群蝗虫组成了“游行队伍”，当它们发育成有翅膀的成虫时，将变成“飞行大军”，在非洲和亚洲的广阔地区移动。在北非地区，一次蝗灾有数千亿只沙漠蝗虫参与其中，它们一天能吃掉的食物足够所有纽约人吃上一星期。当这些生物移动到农业地区时，危害是灾难性的（这些生物是指蝗虫，不是指纽约人）。

前文提到的两只蝗虫并非不同品种（和我们猜的不一样）——甚至可能是两姊妹。这个品种中的每一只都有可能成为害羞的独居绿蝗虫，同时也有可能成为一只外向的群居蝗虫，这取决于它们的成长环境——是独自长大，还是在群体中成长的。这两种表现可以互相转换，而且过程迅速。如果你把那只茕茕孑立的绿色蝗虫放进群体中，用不了 1 小时，它就会被其他蝗虫接纳而非排斥。数小时后，它可能已经成为“游行队伍”中的一员。很快，它的绿色躯体也将变得明亮。

这种转变被称为行为阶段变化的种群密度制约。史蒂芬的研究团队耗时数年，试图理解这种转变。

我们最初提出的问题之一是：身处群体中，蝗虫发生这种转变的原因是什么？群体中的其他蝗虫提供了什么刺激从而触发了变化？是视觉、气味还是声音？

我们发现，触觉才是最关键的。当适合作为食物的植物数量有限时，独居的蝗虫在觅食时被迫靠近其他蝗虫。聚集在一起的蝗虫互相推挤，是肢体接触将排斥转化为吸引。

一旦合群的蝗虫达到足够数量，霎时间，整个蝗虫群体仿佛心灵相通般，步调高度一致，开始集体行进。

这种集体性的决定发端于群体中的局部——数只蝗虫之间的简单互动。换句话说，蝗虫群体中没有领导，也没有层级控制。集体行进之所以会出现，是因为蝗虫们都遵循一条简单的原则：“和你移动着的邻居保持一致”。一旦蝗虫达到一定密度，这时只要再加入一只或者两只，整个蝗虫群体就会突然变化，开始一致性的集体移动。恐怖的蝗灾由此开始。

当然，我们仍不清楚为什么蝗虫会奉行如此简单的原则——“旁边的邻居动了，我就要跟着一起动”。我们怀疑，营养可能在其中发挥了重要的作用——在大多数情况下都是如此。这个答案来自另一种相关动物的研究，这种动物叫作摩门蟋蟀（Mormon cricket）。我们发现，摩门蟋蟀移动的动机相当可怕。

摩门蟋蟀是一种不具有飞行能力的大型昆虫，外形很像一辆小坦克车。它们生活在美国的西南部，列队行进的摩门蟋蟀群可以绵延数千米。1848 年，摩门教徒来到犹他州的盐湖城，这些拓荒者们种下的第一批农作物很快被蟋蟀蚕食殆尽，摩门蟋蟀因此而得名。面对灾难，居民们束手无策，只能眼看着庄稼被吃光，而等待他们的将是饥荒。千钧一发之际，一大群海鸥飞来相助，吃光了蟋蟀。时至今日，盐湖城的圣殿广场上还矗立着一座海鸥纪念碑，纪念海鸥的功绩。海鸥也是犹他州的州鸟（虽然犹他州是一个内陆州，但海鸥总能找到去大型水体的路）。

史蒂芬当时在犹他州，跟他的同事格雷格・斯沃德（Greg Sword）、帕特・洛奇（Pat Lorch）和伊恩・库赞（Iain Couzin）一起研究摩门蟋蟀群。他们发现了摩门蟋蟀突然一致决定开始行进的原因。史蒂芬这样解释道：

我们待在卡车司机歇脚的汽车旅馆里，就着啤酒吃垃圾食品，这种啤酒名为“一夫多妻”波特啤酒（品牌口号：“为什么只要一个？”）①。摩门蟋蟀成群结队地移动，数量巨大。格雷格和帕特用无线电追踪着庞大的蟋蟀队伍，它们穿过壮观的灌木蒿丛地区，每天行进的路程可达两千米。

---

① 美国犹他州的瓦萨奇酿酒厂酿造的一款波特啤酒。由于摩门教信众的后代在犹他州人口中占主流，而摩门教因一夫多妻制而闻名（现已废止）。这句双关语的本意是希望消费者多来几杯啤酒。

有一条线索可以解释为什么蟋蟀会移动。我们连续 5 天跟踪记录了一组蟋蟀队伍，它们正在穿越一条主干道。当前面的蟋蟀被汽车碾压时，紧随其后的其他蟋蟀会停下来吃掉这些尸体。接着，正在大快朵颐的蟋蟀又被驶来的汽车压扁。如此循环之下，蟋蟀的尸体很快堆积起来，有脚踝那么高。为了清理这些油腻的尸体泥浆，连扫雪车都出动了。

蟋蟀明明是食草动物，为什么它们如此急不可耐地要吃掉同类，甚至不惜大规模自杀？毕竟周围遍布植物，可吃的东西应有尽有。

我们把在牛津大学做大规模蝗虫实验时用的干燥粉状饲料带到了沙漠，随后把这些饲料放进盘子里，摆在行进的蟋蟀大军面前。

实验的结果引人深思。蟋蟀们绕过那些装着高碳水化合物食物的盘子，径直走向含有蛋白质的食物的盘子，开始狼吞虎咽。

除了我们提供的小型自助餐，蟋蟀们最唾手可得的高质量蛋白质在哪里？就是前面的蟋蟀。促使蟋蟀大军前进的原因非常简单：如果你不向前移动，而身后的邻居往前移动了，它们就会把你吃掉。与此同时，如果你前面的蟋蟀停下了，它当然也可以成为你的美餐。蟋蟀的同类相食现象被强大的需求所驱使——为了获取蛋白质。

在寻觅蛋白质这种营养物质时，蝗虫的习性跟蟋蟀一样可怕。我们在不经意间发现了这个事实。当时，史蒂芬试图找到蝗虫吃饱的信号。在一次实验中，他不辞辛劳地把蝗虫腹部末端用来传递感觉到大脑的神经切断了。手术后，他把所有蝗虫放在同一个盒子里，等待它们恢复。第二天一早，史蒂芬看到的却是死无全尸的蝗虫们——在切断的神经下方，蝗虫的身体都被同类吃掉了。盒子里的蝗虫尸体排列成圆圈，每只蝗虫都咬着前面那只蝗虫的身体后部（前面那只没有任何感觉），与此同时，自己无知觉的腹部也被后面的蝗虫啃食干净。

所以什么动物适合用来测试营养学的新思路呢？如果你期望它们贪吃，而且给多少吃多少，那这种动物非蝗虫莫属——贪婪的蝗虫群体。但我们知道蝗虫并非是种头脑简单的生物，它们可以调节自身的营养摄取，尤其是蛋白质。而为了达到这一目标，即使吃掉自己的同类邻居也在所不惜。所以，我们的大型试验得出了什么结果？

在得到答案之前，我们需要先了解一些营养学的入门知识。

## 第一章　速览

1. 我们从一次蝗虫实验开始了探索之旅，这个实验开创了营养研究的新路径。

2. 我们发现，蝗虫对摄入蛋白质的需求是它们被称为农业灾难的原因。

3. 对摄入蛋白质的强烈需求在其他动物身上是否也扮演着同等重要的角色？甚至在我们人类身上也是如此？

# 第二章

# 卡路里与营养物

既然营养复杂得令人头疼，那么先来问一个简单的问题：我们为什么必须进食？

当然，现如今食物已成为人类众多困惑和焦虑的来源之一，这确实令人遗憾，因为食物也是诸多美好事物的来源——事实上，是绝佳来源。食物把我们联结在一起，是一种社会意义和文化意义上的关联。食物给我们提供了很多快乐，也为生命本身提供着燃料。

我们能够从食物中获取很多东西，其中最熟悉的就是能量。每一天，我们都会在各种各样的食物、饭菜还有菜单上看到一些数字——像是数学涂鸦，告知食物提供的能量和严苛的饮食指南——提醒我们应该吃多少。当然，标签上是不会使用“能量”这个词的，你可能对“卡路里”这个词更加熟悉。

到底什么是卡路里呢？

卡路里就是一种能量单位——每 1000 卡路里的能量可以让 1 千克的水（也就是 1 升水）的温度升高 1 摄氏度，从 14.5 摄氏度升到 15.5 摄氏度。是的，这确实是一个奇怪的单位，除非你曾经好奇过加热一整个浴缸的水需要多少食物。但是这个单位又异常精确，被科学家所钟爱。所以，即便每个人都困在“卡路里思维”里，却很难想象出卡路里到底是什么。

还有更让人迷惑的：你可能也见到过用千卡（kcal）来描述卡路里的，1 千卡等于 1000 卡路里。你可能还见过食物包装上用“kJ”来标示能量的——这个单位是千焦，也是科学家们常用的单位。这个单位更加难以想象——1 千焦等于用 1 牛顿（衡量引力的单位）的力把 1 千克的物体移动 1 米所需的能量。1 千焦等于 0.239006 千卡（非常精确！）。

在本书中，我们将主要用“千卡”这一单位来表示能量，但是在说明某些科学研究的结果时，我们也会使用“千焦”。

这就意味着，我们将根据食物在理论上可以为活动提供的动力——把水加热或者是移动物体——来判定食物包含多少能量。

所有的食物都包含卡路里，除了水。不过水也是一样，因为如果没有能量，我们的身体什么都不能做，也不能利用我们从食物中获得的营养物质。能量来自饮食中的主要营养物质——也就是我们所知道的常量营养素。每一种常量营养素在化学性质上都不尽相同，当我们消耗营养燃料——蛋白质、碳水化合物和脂肪时，它们会被分解成更小的分子，在我们的细胞内燃烧。

尽管如此，常量营养素提供的可不仅仅是能量。蛋白质及其组成部分氨基酸也提供了氮。有了氮，身体才能制造出其他的重要物质，包括激素、酶以及储存信息的遗传物质 DNA（脱氧核糖核酸）和 RNA（核糖核酸）分子。如果不摄入蛋白质，我们就无法生存。

在流行观点（以及众多饮食书籍）看来，脂肪和碳水化合物几乎已经成为"卡路里"的代名词，但是它们的功能远远不止于此。脂肪让我们免受寒冷之苦，还能储存维生素，润滑肌肤，为眼球和关节提供缓冲。作为脂肪的组成部分，脂肪酸构建了细胞膜，包围着我们身体的每一个细胞。还有一种特殊的脂肪名为固醇，它像信使一样，协调着诸多复杂的化学进程来维持我们的生存。

没有脂肪，我们就无法生存。

碳水化合物包括糖类、淀粉和纤维。跟蛋白质和脂肪一样，大多数的碳水化合物也是由更小的分子所构成，也就是葡萄糖、果糖等单糖。不同的碳水化合物有不同的营养属性，这取决于它们由哪些单糖组成，以及单糖的串联方式。在我们生活的地球上，数量最丰富的碳水化合物——植物纤维素——由于葡萄糖分子之间的连接太过紧密，所以人类无法消化。

葡萄糖对人类格外重要，因为它是维持生存的主要碳水化合物。葡萄糖不仅提供了能量，还跟蛋白质中的氮配合，构成了细胞中的 DNA 和 RNA。

通过分解蛋白质和脂肪，我们的身体就能产生葡萄糖，所以严格来说，我们其实不需要摄入碳水化合物来获得葡萄糖。

这并不意味着人类完全不需要吃碳水化合物，我们稍后会做出解释。

以上这些只是常量营养素。维生素和矿物质也是人体所必需的。但与脂肪、碳水化合物和蛋白质这“三巨头”相比，人体中维生素和矿物质的数量微乎其微，所以它们被称为微量营养素。微量营养素在身体中的作用太多了，此处无须多言。但是请记住，正是钠、钙、镁、氯化物和钾产生电流，维持着我们的生命——让心脏保持跳动，让神经细胞在电脉冲的作用下做出反应。

**食物、营养与能量的关系图**

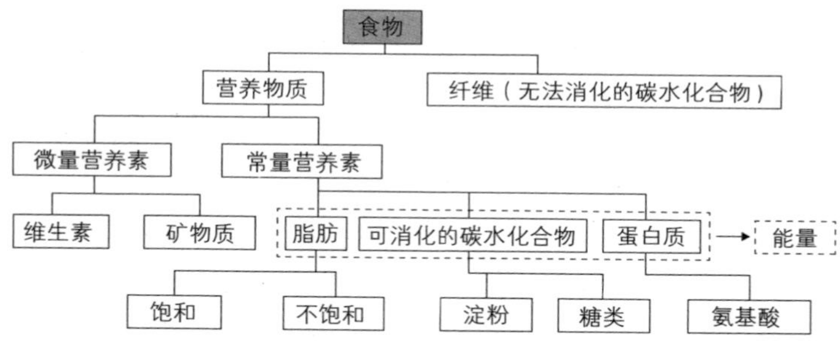


上表总结了食物的构成。如果你想深入了解图中方块里的内容，请参考本书第 228～239 页的“更多营养知识”。当你在阅读本书其他内容时，也可能用得上。

从表中我们可以发现，食物是由多种营养物质构成的复杂的混合物；更不用说一顿饭了——由许多食物构成，更加复杂。不能单独从某个营养物质的角度去理解营养，而是应该从这些混合物的营养均衡角度出发。

如果某个动物想要健康成长，它需要同时摄入常量营养素和微量营养素，并且一定要适量——就像金凤花姑娘一样[①]，不能太多，也不能太少。有些动物，例如寄生在宿主体内的寄生虫，可以从单一的食物来源（宿主）获得所需的全部营养，并且比例均衡。对它们来说，选择合适的饮食简直太轻松了。不过所有的哺乳动物，包括我们人类自己，也都无比幸运地在生命伊始就拥有理想的生存环境——母乳是最接近完美的食物。母乳含有新生命所需的每一种营养物质，并且比例适当。但是当哺乳动物断奶之后，营养问题就变得日趋棘手。

原因显而易见。我们所吃的东西，其营养成分构成几乎是无数种排列组合。有些食品含有丰富的蛋白质，有些则富含脂肪或碳水化合物——但是，所有的食物都是混合物。没有任何食物只有一种营养成分。意大利面和面包没有辜负它们高碳水化合物食品的名声，但在它们提供的能量中 10% 其实来自蛋白质。牛排含有丰富的蛋白质，但是其实一半以上是水分，以及不少脂肪和矿物质。

并且人类把事情搞得更加复杂。和其他动物不一样，我们会尽量避免摄入单一的食物，甚至把各种食物混合在一起，编制成菜谱，烹饪成饭菜。一顿顿饭菜组成了日常饮食，形成了饮食习惯，把营养物质和其他各种物质的混合物送入我们的身

---

① 出自英国童话故事金凤花姑娘（Goldilocks）与三只小熊，常用来形容“刚刚好”。

体，在体内发生着生理反应。

想象一下，如果我们要一天三次对食物的成分进行有意识地调整和平衡，简直得找来数学和计算机博士帮忙。即便可以，也只能忙于计算，其他事情根本无暇顾及。

谢天谢地，狒狒史黛拉和黏菌告诉我们，大自然有能力应对如此复杂的挑战，无须数学和计算机帮忙。解决方案简单优雅且存在于每个生物的体内，我们很快就能知道答案。在此之前，让我们先回到牛津大学。

## 第二章　速览

1. 营养物质中的关键角色包括卡路里、常量营养素（蛋白质、碳水化合物和脂肪）、微量营养素和纤维。
2. 你可以参考第 228～239 页“更多营养知识”来了解更多细节。
3. 营养不是某一种孤立存在的物质（脂肪、糖类、蛋白质或者其他任何东西）——营养是从饮食中获取的营养物质的混合，以及多种营养物质的平衡。
4. 做一顿营养均衡的饭菜似乎令人望而生畏，但野生动物却依靠本能实现了这一点。它们是怎么做到的——为什么这对人类来说却如此困难？

# 第三章

# 描绘营养

既然我们已经了解了卡路里和营养物质的相关知识，现在不妨回到牛津大学的实验室，也就是第一章中断的地方。我和史蒂芬并排坐在他的电脑前，分析我们大型蝗虫实验的结果。和往常一样，第一步是让数据可视化——做成图表。

这个图表看上去像是一个大大的字母“L”（见下页上方图）。纵坐标代表蝗虫摄入的碳水化合物数量，单位是毫克；横坐标则代表蝗虫吃掉了多少毫克的蛋白质。在揭晓真实的实验结果之前，为了帮助大家看懂这个图表，举一个例子：假设一只蝗虫吃下了 300 毫克的碳水化合物和 200 毫克的蛋白质。

当我们将所有蝗虫的进食情况标注在图中时，发现了不可思议的结果。代表摄入食物总量的点沿着一条线整齐下降，形成的图案像飘浮在横坐标上的一片羽毛（见下页下方图）。这张图表上呈现出的规律简单到令人吃惊的地步，以至于我们起

对摄入 300 毫克碳水化合物和 200 毫克蛋白质的蝗虫进行分析

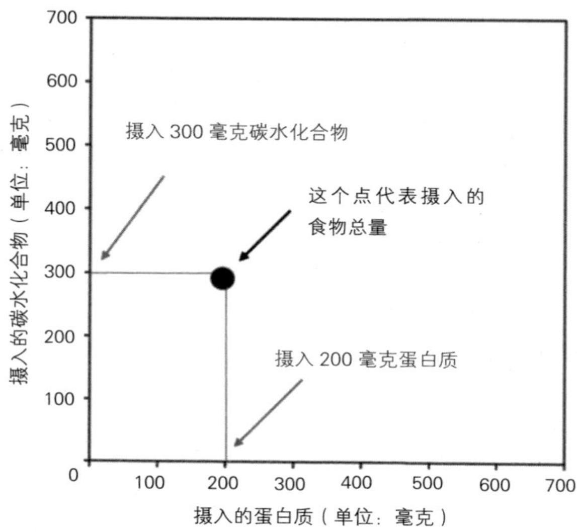


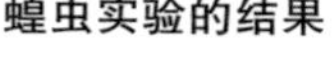


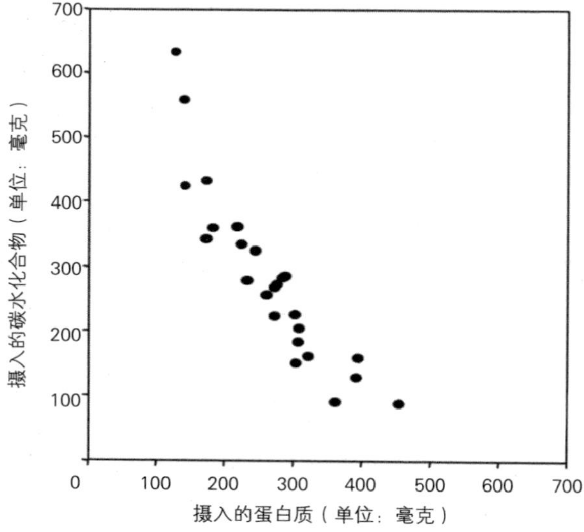


黑点代表吃下某一种食物的蝗虫摄入的蛋白质和碳水化合物数量。每一个点都是这一组蝗虫进食量的平均值。请注意黑点如同羽毛形状一般的分布规律。

初怀疑是计算方法有误。在一再复核实验结果后，证明了一切并无问题。

我们意识到，这些发现真实且十分重要——尽管当时还不清楚究竟有多么重要。我们第一次了解了昆虫对营养物质的不同需求之间是如何相互作用来解决营养失衡问题的。营养失衡问题对于自然界的动物来说是一件大事，甚至算是头等大事——对成功生存至关重要。不仅如此，我们发明的新研究路径可以适用于任何物种，揭开饮食的神秘面纱。我们称之为营养几何学。

在将实验结果做成图表后，我们下一步的任务是找到对蝗虫而言最接近营养均衡的食物。为了找到这种食物，要先确定最适合蝗虫成长、生存的蛋白质与碳水化合物的比例——即可以保证健康的营养均衡状态。我们把这种饮食结构称为目标食物，在下一页的图中，靶心就代表目标食物。

你肯定能够想到，目标食物不仅对蝗虫来说非常重要，对于营养几何学概念来说也很重要。我们能一眼发现哪些食物是最营养均衡的（靠近靶心的黑点），哪些是营养失衡的（远离靶心的其他所有点）。距离目标食物点越远，就说明营养越不均衡。从图表中我们还可以发现会导致营养失衡的食物的具体细节。位于靶心上方区域的点意味着蝗虫摄入了过多的碳水化合物，位于靶心下方区域的点则是摄入量太少，只有正中靶心的点才是准确地摄入了正确的数量！

了解了这些简单的概念后，你肯定能在实验结果中发现其他的重要内容：所有摄入碳水化合物过多的蝗虫，总进食量都

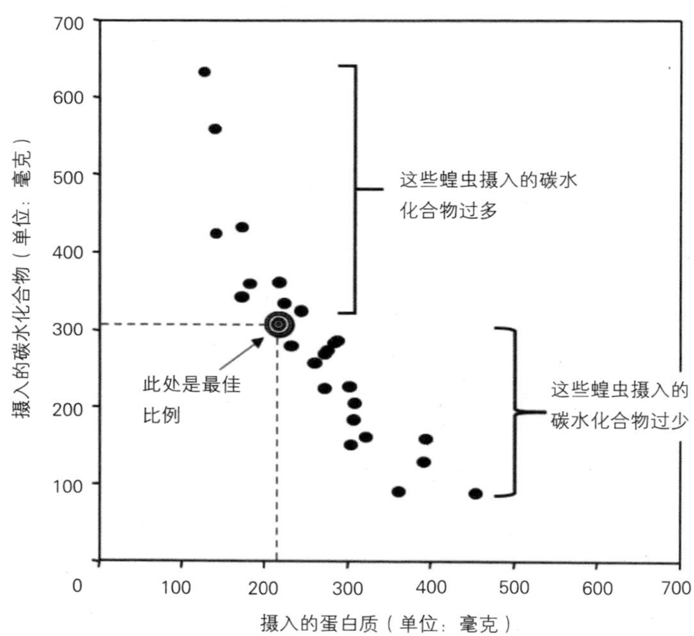


沿着一条线垂直地排列，它们摄入的蛋白质数量非常接近（大约是 150 毫克，接近目标值 210 毫克）。为了达到蛋白质摄入的目标值，这些蝗虫不得不疯狂进食，导致碳水化合物摄入过量，超过目标值太多。这些蝗虫也为超量摄入的碳水化合物付出了代价——确切地说，是双重代价。首先，花费大量时间。这意味着吃“低蛋白质 + 高碳水化合物”的蝗虫想蜕皮成为有翅膀的成虫所需的时间更长。蝗虫发育为成虫的时间越晚，就越有可能被鸟、蜥蜴或者蜘蛛吃掉——或者成为另一只蝗虫的美餐。第二重代价你可能不会马上想到，因为人们通常不会把这种代价跟昆虫联系在一起：摄入高碳水化合物的蝗虫会过度肥胖。我们确实很难发现哪只蝗虫是肥胖的，因为蝗虫的身体被外骨骼①包裹着。但肥胖蝗虫的身体内部却非常丰满，就像一位骑士强行把自己塞进小了好几号的铠甲里。

为了达到蛋白质的目标摄入量，吃“低蛋白质＋高碳水化合物”的蝗虫不得不过量进食。那么，吃“低碳水化合物＋高蛋白质”的蝗虫又如何呢？我们来看看上页图中那些位于靶心下方区域的点。可以看出，这些点的分布有些向右突出，说明这些蝗虫摄入的蛋白质比目标值高了一些，同时摄入的碳水化合物又偏少。这些食物让蝗虫体型偏瘦，比起那些进食目标食物的蝗虫，这些瘦瘦的蝗虫可能还没蜕变为成虫就已经死亡。因为它们身体中储备的脂肪太少，无法支撑长距离的飞行，也不能在野外长期生活。

再来回顾一下：吃“低蛋白质＋高碳水化合物”食物的蝗虫不得不一直进食（为了获取身体所需的蛋白质），最后摄入了远超自身需要的碳水化合物，变得“大腹便便”，发育也随之停滞。吃“低碳水化合物＋高蛋白质”食物的蝗虫摄入的碳水化合物偏少（因为它们可以更快地获得蛋白质），但却付出了能量匮乏的代价。

我们的蝗虫实验第一次记录了蛋白质和碳水化合物这两种营养物质在动物身上的战争——在营养摄入不平衡的情况下为

① 蝗虫是无脊椎动物，外骨骼保护内部柔软器官，同时防止体内的水分蒸发。

了控制进食量而一较高下。蛋白质笑到了最后。事实上，我们看到的并不是两种营养物质的战争，而是两种需求的争夺——一种是对蛋白质的需求，另一种是对碳水化合物的需求。接下来我们想探究一下，这两种需求能否通力合作，帮助动物实现自己的营养目标——均衡的饮食。

## 第三章　速览

1. 在牛津大学进行的蝗虫实验为营养均衡和营养失衡提供了新的定义。
2. 蝗虫为了达到自身生存发展的最佳状态，将“蛋白质＋碳水化合物”混合的食物作为目标食物。
3. 当现有的食物无法满足目标时，蝗虫的选择是蛋白质优先，牺牲碳水化合物，但因此也让成长和生存付出了代价。
4. 我们第一次记录下了蛋白质和碳水化合物这两种需求的战争。那么这两种需求能否合作，从而帮助动物实现均衡的营养目标呢？

# 第四章

# 需求之舞

在这场大型实验中，每一只蝗虫都被分配了特定的一种食物。它们的进食量不受限制，想吃多少就可以吃多少，但食物中的蛋白质与碳水化合物比例是它们无法改变的——这个比例是由我们决定的。这样做是为了建立一种机制，让两种需求——蝗虫对蛋白质的需求和对碳水化合物的需求——产生竞争，看看哪一种需求占据上风。结果正如我们所见到的，蛋白质赢了。

但是，如果蝗虫可以在众多的食物中自主选择，情形会如何呢？对蛋白质和碳水化合物的需求是否会携手帮助蝗虫找到两种营养物质之间的平衡？

保罗·钱伯斯（Paul Chambers）是我们在牛津大学实验室的博士生，我们让他为蝗虫设计了一个“营养挑战”。他为蝗虫提供了蛋白质与碳水化合物比例不同的两种食物。

在每一次实验中，蝗虫们都做出了一模一样的行为：不管提供哪一种食物，它们都吃掉了相同比例的蛋白质和碳水化合物。为了实现这个目标，蝗虫们必须在两种食物中各取所需，两种食物的消耗也大不相同，具体的数量取决于实验人员提供的是哪两种食物。如果把实验中的蝗虫比作人类，那么不管给我们提供的是肉搭配意大利面、鸡蛋跟面包，或是豆子加米饭，再或者是鱼和土豆，我们总是能吃下同样比例的蛋白质和碳水化合物。对人类来说，这几乎是一个不可能完成的任务。但神奇的是蝗虫轻而易举地解决了这个问题。

还有更让人印象深刻的事：蝗虫在这次挑战中选择的蛋白质与碳水化合物摄入比例完全命中了大型蝗虫实验图表的靶心。它们选择了最健康的蛋白质与碳水化合物组合比例，这种比例对它们的生存和成长是最为理想的。

实验还揭示了另一个问题：蝗虫如何分辨某种食物是否含有它们所缺少的营养物质？和其他的昆虫一样，味觉毛遍布于蝗虫的口器、足和其他位置。当这些味觉毛接触到可以吃的东西，蝗虫会先分析一下食物的化学成分，然后再决定吃还是不吃。举个例子，如果蝗虫刚吃下足够的蛋白质，这些传感器就会忽略面前的这种营养物质。蝗虫甚至不会意识到营养物质就在眼前。相反，如果蝗虫此时正缺乏蛋白质，这些传感器在遇到蛋白质时就会给大脑发射电子信号——“吃这个”，这正是实验中蝗虫的行为：忽略碳水化合物。

通过更深入的研究，我们发现蝗虫甚至学会了把颜色、气味与食物所含的蛋白质和碳水化合物联系在一起。我们可以训练蝗虫，让它们回到曾经去过的地方，学会找到自己渴望的东西。要知道，蝗虫的脑子只有针尖大小，对于它们而言这可以说是非常聪明的行为了。

这项实验证明，当蝗虫有足够多的食物可供选择时，它们的需求系统就开始合作，让蝗虫按照最佳比例来进食，享受理想的均衡饮食。但是当蝗虫只有营养不均的食物时，就像大型实验的结果显示的那样，蝗虫对于蛋白质和碳水化合物的不同需求之间就开始了竞争。在蝗虫身上，蛋白质总是最后赢家。

蝗虫饮食的这些细节非常吸引人——至少对我们俩而言。但是实验还提出了另一个更大的问题，并且跟我们每个人都有关系：我们在蝗虫身上发现的需求关系，是否适用于整个动物王国？是否包括我们人类在内？所以，我们有必要研究一下需求到底是什么，以及需求是如何发挥魔力的（有时候是恶作剧）。这一连串问题的答案也能解答另一个时常被问起的问题：为什么生物天生就知道自己该吃什么？

当我们试图理解营养需求时，首先要牢记一点：对我们所吃的每一样东西，大自然都已经赋予它们各不相同的特质——味道。对人类来说，一块烧焦的肉和一捧浆果，味道肯定是不同的，一把多汁的绿叶蔬菜，跟肉或浆果的味道也不一样。这些不同的滋味绝非偶然，也不是因为防止我们吃饭时感到无聊（不过确实有此功能）。食物的味道反映了它含有的化学成分——也就是营养物质。

我们已经了解到，蛋白质、脂肪和碳水化合物各自扮演着特殊的角色，影响力各不相同。不仅要提供能量，还有其他重要的功能。大自然赋予我们分辨这些味道差异，以及在食物中发现它们的能力，这并不稀奇。

我们都把这项本领视为理所应当，但如果没有这种能力，我们没有一个人能够生存下去。这种能力让我们知晓哪种营养物质存在于哪种食物之中，以及什么东西该吃，什么东西应该敬而远之。寻找合适食物的需求解释了为什么吃糖时我们尝到了令人愉悦的甜，为什么高蛋白质食物会有让人久久回味的好味道——也就是“鲜味”，以及为什么脂肪会有一种浓郁的、黄油般的口感和滋味。如果没有这种能力，我们该如何区分营养物质?

在动物王国中，不光人类可以尝到常量营养素的味道，其他的动物也可以，即使有些动物的味觉器官所在位置不太寻常。雌性的绿头苍蝇和蝗虫一样，依靠自己的足来感受糖和氨基酸，利用腹部顶端寻找令人作呕（至少我们人类觉得恶心）的合适环境来产卵，再把卵抚养成蛆。如果这些听起来很恶心，那么想想我们人类自己：我们的味觉感受体不仅存在于嘴里，也分布在消化道内，这有助于追踪在消化过程中被分解的营养物质。总而言之，人体的肠道是两头开口的——从前端品尝食物开始，可以一路追踪。营养物质离开肠道进入血液后，我们依然可以通过感受器去侦测。这些感受器遍布于全身各个器官——包括肝和大脑。大脑是需求控制中心的所在地。大脑的神经回路收集血液、肝脏和肠道发出的信号，进而产生饥饿感和饱腹感。

我们的味觉器官不仅可以感知到常量营养素，也能觉察到一些微量营养素，包括矿物盐。这些感受器官不仅舌头上有，还分布于全身各处。

特殊的口感和风味告诉我们食物的身份，也透露了其中包含多少特定的营养物质。这是进食等式的外项，它帮助动物决定该吃什么——这件事有多重要，想必毋庸赘言。但是口感和风味并不能够告诉动物另一件同样重要的事情：在特定的时间内，身体需要的每种营养物质的数量。这是进食等式的内项，是由需求系统控制的。

一种单纯而强烈的饥饿感促使动物（包括人类）不断进食，直到吃饱——很多人认为这就是需求。但这是一种极为常见的错误观念，事实并不如此。正如蝗虫告诉我们的那样，想要饮食均衡，单一的需求毫无用处。所以，动物需要不同的需求，这些需求分别对应着身体所需要的不同营养物质。

当然，生物系统的复杂性是有一定限度的，毕竟它需要保证效率。所以，维持身体生存和健康的数十种营养物质不可能分别以不同的需求来对应。如果真是这样，我们在吃饭时可能会疯掉。

我们在蝗虫身上发现了两种需求——蛋白质和碳水化合物。那么更加复杂的生物呢？比如人类，我们又有多少种需求呢？也许换一种问法更合适：在保证生存和健康的前提下，我们最少应有多少种对于某种特定营养物质的需求？

答案似乎是五种。五种需求就足够了。这五种需求促使我们摄入下列营养物质：

蛋白质

碳水化合物

脂肪

钠

钙

三种常量营养素，还有两种相当重要的微量营养素。这五种需求和我们能从食物中尝出的营养物质完全一致。对于一个“不可能的任务”，这是最优雅的解决方案。我们对食物的需求已经进化到寻找特定的口味，关联着生存必要的营养物质。

这五种营养物质（“五巨头”）在进化过程中被选中是有特殊原因的。第一，人类在饮食中对它们的需求非常特殊——既不能太多，也不能太少。第二，我们所吃的食物中含有不同数量的营养物质——举个例子，如果我们想摄入足够的蛋白质，比起吃牛排，吃米饭时需要吃下更多数量。第三，有些营养物质在人类祖先的生活环境中过于罕见，所以我们需要专门的生理机制去寻找这些营养素。

举个例子，钠和钙曾经极度稀缺，以至于这两种营养素形成了专门的需求，有专属的味觉感受器，而且这种情况不只在人类身上出现。英文中薪水（salary）一词就是从盐（salt）发展而来，因为盐非常珍贵，历史上曾经被当作货币来使用。大猩猩会吃树皮以获得足够的盐分。对大熊猫而言钙质非常重要，它们会长途迁徙，只为了获得足够的钙来繁育后代。

对于其他的基本营养物质——比如维生素 A、维生素 C、维生素 D、维生素 E、维生素 K，维生素 $B_1$（硫胺素）、维生素 $B_2$（核黄素）、维生素 $B_3$（烟酸）、维生素 $B_5$（泛酸）、维生素 $B_6$、维生素 $B_7$（生物素）、维生素 $B_9$（叶酸）或维生素 $B_{12}$，又或者矿物质，例如钾、氯、磷、镁、铁、锌、锰、铜、碘、铬、钼、硒和钴，为什么我们没有为它们进化出相应的需求？原因之一是我们的饮食原本就富含这些营养素，只要按照合适的数量摄入“五巨头”，就能自动获得足够数量的其他营养素。这样我们就省去了很多测量和计算的过程。

◆◆◆

如果上述内容听起来都很符合逻辑，那是因为事实正是如此。但即使是专家也不总是能达成一致意见。

六百多年来，不管是在普通人的日常对话还是专家学者的发言中，大家对食欲（appetite）一词的用法都是一致的。早在 1375 年，苏格兰人约翰·巴伯（John Barbour）就曾经赋诗描述一场盛宴：“无须调味料——只要胃口好”；相同的观点还变成了一句谚语流传至今：“饥者口中尽佳肴”。1398 年，乔叟（Chaucer）发现食欲的强弱取决于健康与否：“疾病有前兆，食欲先不好”。1789 年，本杰明·富兰克林（Benjamin Franklin）把食欲和我们对营养的需求联系在一起：“正是你享受的食物在滋养着你。”

关于人对进食需求的科学研究直到近代才开始。一切始于一个关键的问题：到底是身体中的什么东西令我们感到饥饿？

早期的理论可以追溯到1912年，它被称为咕咕叫理论（rumble theory）。根据这种理论，饱腹与否就是需求的开关：当你的胃空空如也，胃壁相互摩擦（“发出咕咕的叫声”），食欲的开关就打开了；当你的胃里满满当当，这个开关就会关上。后来人们发现，即便没有胃，人依然可以感觉到饥饿，咕咕叫理论遭受了致命一击：那些治疗胃癌或者胃溃疡的患者在手术中切除了胃，但是他们还是能感觉到那熟悉的、因为饥饿产生的腹部阵痛。

随后出现了其他理论，每一种理论都提出了不同的测量指标，认为我们的身体根据这些指标告诉大脑应该何时进食。恒温假说理论认为动物进食是为了获得足够能量来保持温暖，停止进食是为了避免体温过高；葡萄糖恒定假说将血糖视作重要环节；脂肪稳衡理论认为，身体储备脂肪才是进食的真正原因；恒氨基酸理论相信，血液中循环的氨基酸才是饥饿之源。虽然这些理论明显不同，但有一个共同之处：都将饮食中的某一个组成部分当作食欲与人体需求的纽带，可能是能量、糖类、脂肪或者氨基酸。

20世纪30年代，一位名叫库特·里希特（Curt Richter）的年轻科学家在约翰·霍普金斯大学的实验室里悄无声息地用老鼠做着实验。里希特是一位德国工程师的儿子，他花在理论上的时间比做实验的时间少得多，而他设计的实验巧妙地测量了我们的身体如何指导大脑去完成特定行为，进食行为也不例外。七十多年来，里希特一直在同一个实验室工作，他的许多发现是我们的研究以及本书内容的重要背景。

在一次实验中，里希特设法骗过了老鼠的生理机制，让它们的身体以致命的比例流失盐分。但是老鼠并没有死，只是吃下更多的盐来补偿不断损失的盐分。重点是，老鼠们没有吃下更多的食物，或者摄入其他的营养物质，它们只吃了盐。里希特还用钙做了类似的实验，结果还是一样的：老鼠靠摄入更多钙质救了自己的命，其他的营养物质则一概不吃。

为了确保自己的实验结果接近老鼠的正常生活状态，里希特还研究了老鼠在怀孕和哺乳期间的食物选择规律。雌性老鼠在怀孕和哺乳时，它们对于钠和钙的需求自然地增加了。正如他设想的，在这些雌性老鼠选择的饮食中，钠和钙的含量也确实比正常水平要高。通过实验里希特还发现，老鼠对于各种不同营养物质的需求不仅有一种，至少是两种。所有过往的理论——恒温、恒糖、恒脂和恒氨基酸理论——都需要重新审视。这并不是因为它们都错了，而是每一种理论也许都包含了正确的部分。

这就是蝗虫研究的切入点。我们证明了即使是昆虫也有多种需求，这些需求有助于达成营养均衡的饮食结构。

但是，进食需求的存在不只是为了告诉我们该吃饭了，也会告诉我们什么时候该停下了，这二者同等重要。这其中涉及了诸多过程：食物中的营养物质在消化时被释放，再经血液吸收，随后给大脑发送饱腹感的信号。唯一的缺陷是这些信号发挥作用需要时间（事实上有的信号直到吃完饭也没有起作用）。这就带来了风险——当你收到该停下的信号时，其实已经吃多了。我们都体会过那种吃得很多又吃得很快的感觉，其实十分钟之前我们就已经饱了，只是没有意识到。与此同时，我们还给自己的生理系统丢下了一枚卡路里炸弹。

如何才能避免这种情况？我们需要一些方法来减缓进食速度，快速填饱肚子，同时让那些吸收缓慢的营养物质到达血液，再告诉大脑它们已经到了。幸运的是，大自然也已经给我们提供了一个肠道扩张装置——让我们产生饱腹感，同时减缓排空速度。

这就是纤维。

对于像蝗虫这样的食草动物以及人类这种杂食动物，植物性食物是纤维的主要来源。在第二章和“更多营养知识”（见第 228 页）中都曾提及，纤维构成了植物的细胞和组织，大部分的纤维是由复杂的碳水化合物组成，无法被我们人体自身的消化酶分解吸收。只有部分纤维会被肠道中的微生物消化——也就是我们肠道中数万亿的细菌，它们被称为肠道微生物群。

作为回报，这些微生物群产出重要的营养物质（短链脂肪酸、维生素和氨基酸），满足人体的需要。它们还支持着我们的免疫系统，保持着肠道健康，甚至对我们的心理健康也有所裨益。不仅如此，肠道微生物群还产生饱腹感的信号，是我们人体需求控制系统的重要一环。

多亏了蝗虫和几何学，我们才开始认识到人体营养需求系统的美与力量。我们已经了解到在条件允许的情况下，营养需求之间是如何完美配合的。当有合适的食物可供选择时——营养需求可以帮助动物解决膳食平衡这一复杂的挑战。我们还看到，在蝗虫实验中，当条件变得糟糕，蝗虫没法均衡饮食时，不同需求之间开始产生冲突。在这种条件下，对蛋白质的需求占据了上风，碳水化合物只能被动地屈居次要位置。

我们开始思考，是否蝗虫只是一个优雅而古怪的个案，而动物王国的其他成员并不适用这一规律——更不用说人类了。或者，这其实是大自然的普遍规律？如果是后者，这一发现会变得相当重要。

## 第四章　速览

1. 针对每种营养物质，动物发展出了单独的需求——蛋白质、碳水化合物、脂肪、钠和钙。这五大营养物质带来了营养均衡的饮食结构。
2. 纤维是进食需求的制动装置，防止暴饮暴食，并且是肠道微生物群的食物来源。
3. 当有合适的食物可供选择时，对蛋白质和碳水化合物的两种需求会完美配合，让蝗虫保持均衡饮食。
4. 但是，营养均衡的规律是否适用于所有的动物？

# 第五章

# 寻找例外

作为科学家，当我们得到可能会很重要的发现时，所接受的训练让我们不得不克制着热情，反复问自己：会不会是弄错了？对我们来说，这个问题以这种形式出现：多种需求的力量作用于同一个生物以实现营养均衡，这是否是一个个例而非普遍规律？

具体来说就是实验室里的这些蝗虫在进食时追求营养均衡的行为，是动物界的普遍规律吗？这种情形是否也会出现在自然环境中，而不仅仅发生在实验室里？我们设想，利用多种需求实现营养均衡可能是一种普遍现象。

这并非是两位科学家对于获得重大发现的美好愿望，我们确实有理由相信自己是正确的。事实上，我们推断现在所看到的，或多或少是所有生物生存的必备条件。

首先，达尔文的逻辑有力地支撑着我们的观点。生物的各种特性、习得的不同技能，背后的机制其实只是简单的数字游戏。任何对成功繁衍有帮助的特征，即使是部分可以遗传，都会遗传给下一代——比那些无用的特征更容易遗传下去。因为拥有这些有用特征的父母在繁育下一代时也会更成功。于是有利于繁衍的特征最终在族群中会更加普遍，取代那些没什么用的特征。

就我们的研究而言，生物学所有已知的知识都将我们引向一个方向：饮食均衡的动物比那些饮食失衡的动物更适于繁衍。对于那些不幸的动物来说，进食好比买彩票，只能靠运气决定哪些营养需求能够被满足，而另一些需求只能嗷嗷无告。没有需求的指引，动物可能偶尔会比较幸运，吃下正好能满足自身营养需求的食物，但绝大多数时间它们都吃不到这样的东西。

不过这些依据仅仅表明了可能性，并不一定就是事实。那么如何才能证实呢？最确凿的办法是把地球上每一种生物都验证一遍。但是蝗虫实验的巨大工作量我们还记忆犹新，这种“地球生物普查”永远不可能发生。科学家已经研究了一些物种的营养智慧（根据我们的推算已经超过了 50 种——小到蚂蚁，大到驼鹿），你也会在本书中看到它们的很多故事。但是，对整个地球的物种而言这只是沧海一粟而已。

我们需要一种不同的研究方法。

我们意识到，如果想要弄清楚追求营养均衡是生物的普遍规律还是仅限于部分动物，最行之有效的办法是反向思考这个问题。我们应该测试那些看起来最不可能做到均衡饮食的生物。如果我们的想法是错误的，那么就会在这些生物身上体现出来。在自我怀疑精神的驱使下，测试理论正确与否的方法就是看它能经受多大的打击而屹立不倒。这种怀疑精神不仅是科学研究的常规操作，也是科学的典型特征。正是这种怀疑让科学成为科学。

无论如何，现在我们需要寻找的是那些不参与营养均衡的物种。如果连最不可能的候选物种都能实现营养均衡，我们就有信心相信：即使不是全部物种都这样，但绝大部分如此。那么，哪些物种最有可能推翻我们的理论呢？在某种程度上，我们已经研究过其中之一了。在所有动物中，蝗虫是因贪婪特性而出名的动物之一，而且这种贪婪是无差别的，它们会吃光路上遇到的一切。证明即使是贪婪的蝗虫也能确保均衡饮食，这给了我们信心，所以我们相信其他物种，尤其是那些“挑食”的动物也是如此。

更严峻的挑战还在后面——我们遇到了一群叽叽喳喳的小鸡、一位有哲学志向的学生和根本不存在的东西。

那是在 1997 年，大卫还在牛津大学动物学系的兰卡斯特实验室，教授一门动物行为学的实操课程。学生们正忙着做实验，实验对象是一群刚孵出来的小鸡。著名的进化生物学家和虔诚的无神论者理查德·道金斯（Richard Dawkins）刚好经过，他走进来看到底是什么如此吵闹，大卫就和他在教室前面交谈了起来。

看到这个机会，一位名叫史蒂芬·琼斯（Stephen Jones）的年轻学生走过来，用认真而礼貌的语气对理查德说：“我想写一篇研究后现代科学的论文。请问您是否愿意指导我？”

“说到底，后现代科学到底是什么？”理查德以他那标志性的简洁风格提问。随后他立即自己答道：“什么也不是。”这是一种经典的英国式犀利表达，我们可以翻译为“屁也没有”，或者说得礼貌一点——根本不存在的东西。

理查德非常清楚——比绝大多数人都清楚——“后现代科学”其实是文化相对主义的表现。这种哲学观点认为科学只是一种信仰系统，和其他的信仰别无二致，无法垄断真理。他知道这种观点是错误的，正是基于我们在前文提到的理由：科学自身的怀疑精神是一个高效的过滤器，过滤掉那些不正确的理论，随着时间的推移，把真相、真理与信仰区分开。

理查德拒绝指导史蒂芬·琼斯的这篇论文。但是，大卫对如何在营养科学中区分“信仰”与“事实”产生了兴趣，他决定指导史蒂芬。

史蒂芬·琼斯完成得不错。虽然他的论文并没有因为证实了那些哲学观点孰真孰假而做出里程碑式的贡献，但却间接地为我们追求的关于饮食的真相做出了贡献。

通过撰写这篇论文，史蒂芬对博士研究产生了兴趣，他想研究一些具有实际意义的问题。他选择的研究对象是蟑螂——遍布各地，习惯肮脏，气味恶心，还因为传播疾病而臭名昭著的动物。我们马上就发现了机会：蟑螂也是一种测试营养均衡规律是否适用于所有动物的理想对象。

理由如下：这些不讨人喜欢的生物极度狡猾，适应能力超群，能在恶劣环境下生存。蟑螂几乎可以生活在所有的环境中——从热带到温带，从森林、盐沼到沙漠和城市，那些能让绝大多数生物陷入危险的环境，它们都能生存下来。在城市里，它们既能够在家里的垃圾桶、下水道和排水管里觅食，也能在餐厅和食品储藏室里用餐，只要一有机会，它们也会享用你的餐盘，甚至在一顿饭里光顾所有这些地点。在这种灵活性背后，是蟑螂真正重要的能力——以各种各样的食物为生，甚至包括没有食物——它们不吃不喝可以存活一个月，只靠喝水都能存活 100 多天。蟑螂依靠一些非常特殊的技巧构建了这样的营养耐受力。

在蟑螂的后肠中分布着数千根细小的刺。每一根刺里都住着数百万个细菌，这些细菌可消化的碳水化合物来源是对大多数动物来说完全没用的物质。例如由纤维素构成的木材、纸张、硬纸板和棉织物。多亏了这些刺里的细菌，蟑螂能够消化纤维素，为自身提供能量。考虑到纤维素是地球上最丰富的有机化合物，而鲜有其他动物可以利用纤维素作为能量来源，所以这是蟑螂得天独厚的优势。这意味着蟑螂几乎永远不会缺乏碳水化合物。

事情并未到此结束。在生物体内，包括蛋白质的合成与分解等各种新陈代谢过程中都会产生氮废物，所有的动物都需要排出这些氮废物。在哺乳动物中，这是尿液的主要功能，而大多数的昆虫、鸟类和爬行动物则会排泄出黏稠的白色膏体。蟑螂如果摄入过多的蛋白质，也会排泄氮废物。但和其他动物不同，蟑螂并不会把氮废物全部排出体外，其中一部分会以微小晶体的形式储存在一种特殊的细胞中。这种细胞被称为尿酸盐细胞，它们存在于蟑螂的脂肪体中——其作用等同于肝脏。除了尿酸盐细胞，还有另一种脂肪体细胞同时存在，叫作含菌细胞。这些被“圈养”的细菌只能存活于这些细胞中，而非世界上其他任何地方。含菌细胞把尿酸盐细胞中储存的氮当作原材料，生产出氨基酸，再把氨基酸释放到血液中。蟑螂利用这些氨基酸生产出蛋白质。含菌细胞中的细菌实际上是装配在蟑螂身上的氮回收利用工厂。

鉴于蟑螂有如此灵活的碳水化合物和蛋白质处理能力，我们推测蟑螂几乎用不着像其他动物那般费尽心机地摄入身体所需的精确数量的糖、淀粉和蛋白质。我们相信，这就是蟑螂的食物如此广泛且能够生存于各类环境下的原因。

这也是为什么我们为测试蟑螂是否能实现营养均衡摄入这个实验机会而激动。如果一种动物明显不需要精确摄入合适比例的碳水化合物和蛋白质，却还是这样做，当然能说明其他有更强烈需求的物种肯定也会这样做。

史蒂芬·琼斯设计了一个聪明的实验。在第一阶段，他为蟑螂们准备了三种食物，在两天内分别喂给三组蟑螂。第一组蟑螂的食物含有高蛋白、低碳水，第二组是高碳水、低蛋白，第三组的碳水和蛋白质都处于中等水平。用人类的食谱来打比方，大约等同于第一组只吃鱼，第二组只吃米饭，第三组将鱼和米饭混在一起吃——寿司。在为期两天的第一阶段结束后，蟑螂可以享用一顿“自助餐”，提供上述三种食物。这时蟑螂可以自由选择，尽情享用自己爱吃的东西。

实验的结果震惊了我们。当史蒂芬把实验数据标注在我们常用的蛋白质—碳水化合物摄入表中时，我们立刻发现，蟑螂不仅让自己摄入的营养物质保持均衡，而且其行为是如此的精确和果断，甚至直到今天我们都没见过任何物种能与之匹敌。

图表显示，在最后的自助餐阶段，那些之前进食类似寿司这种食物的蟑螂已经获得了均衡的营养，它们在自助餐时选择的食谱和此前的食谱极为相似。但另外两组蟑螂一开始选择的都是之前没摄入的营养物质：如果之前只吃了碳水化合物，现在它们选择只吃蛋白质，反之亦然。这两组蟑螂照这样吃了 10 小时后，就开始进食全部三种食物。在 48 小时的自助餐结束后，这两组蟑螂都达到了营养目标值。从这时开始，三组蟑螂都开始进食蛋白质与碳水化合物比例相同的混合物，这种进食模式持续了 120 小时，直到实验结束。

实验传达出来的信息再清楚不过了。每只蟑螂都在按照精确的比例摄入营养物质，用来纠正我们此前强加给它们的、营养不均的食物。一旦营养均衡的目标达成，所有的蟑螂就又都选择了相同的食物 —— 能保持营养均衡状态的食物。“营养智慧”这个词在当下颇为流行，而在这项实验中，我们见到的都是“营养天才”。蟑螂的表现堪比追踪营养的导弹。

此后不久，史蒂芬·琼斯就“弃科从神”，去教堂工作了。我们还没有告诉理查德·道金斯这件事。

多亏了蟑螂，我们的信心更足了 —— 摄入均衡营养并不是少数物种才拥有的神秘能力。但是蟑螂这种让人好奇但又令人不快的生物，通常只会引起害虫防治研究者的兴趣。为了验证自然界营养均衡的普遍性，我们扩大了实验的范围。下一步，我们要研究那些被公认为不会均衡摄入营养的物种。

最完美的选择就是捕食动物，也就是食肉动物。根据捕食理论，这些动物无须刻意选择食物来实现营养均衡，因为捕食动物的食物——其他动物的身体——具备了和捕食者一样的营养成分。捕食者吃下去，就会自动获得这些营养。有鉴于此，科学家们相信，捕食动物可以毫不费力地获得膳食平衡，但是像我们人类这样吃不止一种食物的生物则必须要经历一番努力才能实现均衡营养。

如果这种观点属实，那么将对我们的营养均衡理论产生重要影响：对于那些靠捕食其他动物获得营养的诸多食肉动物来说，我们的理论并不适用。

我们需要验证一下。当大卫担任一位年轻学者博士论文的答辩考官时，一个完美的机会出现了。这位来自丹麦的学者名叫戴维·美因茨（David Mayntz），他的研究对象是蜘蛛。

这是一段有趣的经历。大卫自己当年在牛津大学的博士答辩是一桩严肃的事，面对专家审查小组，大卫和专家们进行了长达 5 小时的认真探讨和辩论。只有在答辩之后才能决定候选人是否能通过。如果把这种答辩比作（还是有点理由的）无规则自由搏击比赛，那么这位丹麦博士的答辩现场更像是一场装装样子的职业摔跤赛。候选人和审查小组的专家坐在房间的前方，就像在舞台上一样面对着公共观众，观众通常包括家人和朋友。在此之前，大卫的论文已经确定通过了，所以这个提问环节更像是为了娱乐：给候选人提供一个机会，展示自己在研究领域中的专业知识和卓越才能。

带着刚获得的博士学位，戴维·美因茨来到牛津大学跟我们一起工作，试图在捕食动物身上检验营养几何学。我们设计了一个实验，内容和史蒂芬·琼斯做的蟑螂实验差不多。此时，戴维·美因茨建议，我们的实验对象不应该仅仅局限于一种捕食动物，应该扩大为三种，每种的捕食策略各不相同。这是一个天才般的灵感，也是对我们理论的严峻考验。

第一种生物，我们选择了地鳖。地鳖在自己所处的环境中四处活动以寻找猎物，这种觅食方式和蟑螂很相似。在野外条件下，地鳖至少在理论上能够自己选择捕捉和食用的猎物。

第二种生物，我们选择了狼蛛。和地鳖一样，狼蛛也可以自由移动，但是狼蛛并不会主动寻找猎物，它们只会坐在原地，等待食物自己送上门来。

第三种生物是最不会自由移动的结网蜘蛛，它们编织陷阱以捕获猎物。

我们推测：如果这些捕食者也需要平衡摄入的营养成分，那么自由移动觅食的地鳖肯定是最有可能实现这一点的，因为地鳖有机会遇到各种不同类型的猎物。而结网蜘蛛则是最不可能实现营养均衡的，因为它们无从选择什么食物会坠入陷阱。坐着等待猎物的狼蛛应该介乎两者之间。虽然说无法控制哪些猎物能进入自己的攻击范围，但是狼蛛可以在捕食点之间轻松移动，影响捕食特定猎物的概率。

我们为每种生物都设计了符合各自习性的实验。对于自由移动的地鳖，我们提供了自助餐式的测试：就像蟑螂实验中一样，将不同种类的食物都摆在一起，供地鳖自由选择。而对于结网蜘蛛，因为在野外条件下，不管是什么猎物落入蛛网里，结网蜘蛛都只能接受。所以我们没有给结网蜘蛛提供选择的余地，而是给每只实验对象只提供一个牺牲品——营养含量有高有低，但都是结网蜘蛛所需要的脂肪或蛋白质，随后测试结网蜘蛛有何反应。对于坐等猎物上门的捕食者狼蛛，在自然环境下可以选择在何处埋伏，但是却不能选择进入自己攻击范围的猎物，和结网蜘蛛的情况有些类似。我们针对狼蛛的实验方法也是一样的：为它们提供单一的一种猎物，含有狼蛛所缺乏的营养成分，但是含量有高有低。

你可能会忍不住好奇，我们是如何让猎物体内含有的营养成分——脂肪和蛋白质——各不相同的呢？答案在我们给猎物的食物苍蝇身上。我们在实验室里饲养苍蝇，喂它们吃不同的东西。我们设计了一些能让苍蝇变胖的食谱，于是这些胖嘟嘟的苍蝇就能为它们的捕食者提供脂肪丰富的餐食，而其他苍蝇吃的是低脂肪、高蛋白质的食物，因此体型瘦削。

从实验结果来看，四处徘徊的地鳖和蟑螂的行为高度相似：如果它们此前只能摄入低脂肪的食物，那么现在的选择就是高脂肪食物；如果此前受限于低蛋白质食物，那么它们会选择摄取高蛋白质。面对我们提供的猎物，狼蛛则通过进食不同数量的食物来选择自己所需的营养物质。这个数量取决于它们的营养结构：如果需要脂肪，狼蛛就多吃一些富含脂肪的苍蝇；如果需要蛋白质，狼蛛就多吃一些瘦削的苍蝇。

在三组实验里，结网蜘蛛的行为给我们留下了最深刻的印象。结网蜘蛛的进食方式是先向猎物体内“注射”一种消化酶混合物，然后再从猎物身体中吸出这些预先消化过的营养物质，最后丢弃剩下的残躯。在被丢弃的残躯里，我们发现昆虫体内完全被耗尽的营养物质正是捕食者最需要的，这表明结网蜘蛛可以自行调整注射进猎物体内的消化酶的混合物，从而获得自己所需的特定的营养物质。

戴维·美因茨的实验不仅说明三种捕食动物都能够主动调节营养均衡摄入，而且调节营养均衡的机制还会因捕食策略不同而呈现差异。有的捕食者选择猎物，有的捕食者对自己进食猎物的数量进行调节，还有捕食者会从捕获的猎物体内选择性地摄取营养。想找到无法平衡自身营养摄入的动物这种想法似乎越来越难以实现了。

◆◆◆

通常当提到捕食者时，人们的第一反应不是地鳖或蜘蛛这种无脊椎动物，而是那些更具魅力的物种，比如狮子、老虎和鲨鱼。那么这些动物是否也小心翼翼地按照精确的比例摄入食物以实现均衡营养？狮子或者鲨鱼竟然能估量猎物体内的营养成分——这种想法似乎很荒谬，但我们近年的研究却给出了一连串的惊喜。

也许更荒谬的想法是认为可以像蝗虫实验那样，在这些食人猛兽身上做实验。不过很幸运，我们当中的许多人都常常跟捕食动物共处一室，而这类捕食者不太可能吃掉我们的实验人员。

当阿德里安·休森–休斯（Adrian Hewson-Hughes）联系我们时，一个新的机会出现了。阿德里安是一家著名的宠物食品公司的研究人员。他偶然看到了我们的研究，并且好奇这项研究的结果是否同样适用于家猫和家犬。这个实验计划的实用意义吸引了阿德里安，同样也吸引了我们。这项实验提供了一个绝佳的机会，可以验证脊椎动物中的捕食者是否同样能够平衡自身营养。

只要一有机会，我们就去拜访阿德里安和他的团队，帮助他们设计营养几何实验来验证理论。实验持续了数年，但是结果证明一切是值得等待的。我们发现在所有情况下，营养均衡都是家养宠物进行食物选择和进食行为最重要的决定因素。我们还发现了物种之间的有趣差异，这些差异与它们自身的进化历史有关。

猫在选择食物时，有 52% 的能量来自蛋白质，这个数值常见于野生捕食者，其中就包括家猫的祖先以及狼。狗——我们研究的全部五个品种——在选择食物时，只有 25%～35% 的能量来自蛋白质，这个比例远低于狼。狗是由狼驯化而来的，而现在的狗更像是杂食动物。这说明在被驯化的过程中，狗的变化要远大于猫。

为什么会这样？数年之后，大卫亲眼见识了最有可能的原因。

当时大卫在图阿南（Tuanan）研究站研究红毛猩猩。这个研究站设在婆罗洲①的沼泽森林里，站内既有狗也有猫。图阿

---

① 即印度尼西亚的加里曼丹岛。

南并非度假胜地（我们将在第九章介绍），跟站里的工作人员一样，猫和狗也有自己的本职工作。猫的工作是抓老鼠，否则珍贵的食物供应就会受到威胁；狗的工作则是当有豹子等野生动物靠近时，提醒工作人员。

面对这两种“工作动物”，大卫有了两个重要的发现。

第一，如果大卫不是事先有所了解，他可能会觉得很不公平：工作人员只会给狗喂食，猫只能自己照顾自己，虽然这提高了它们在防治鼠患上的表现。

第二，工作人员给狗提供的食物。这个研究站的位置极其偏远——想要到达那里，研究团队必须沿着颠簸土路开上好几个小时的车，随后再乘坐大型的木质机动船沿河而上穿越森林，这又要花费数小时的时间。整个场景和约瑟夫·康拉德（Joseph Conrad）在《黑暗的心》（*Heart of Darkness*）中描述的如出一辙。船上的空间异常珍贵。乘客们紧紧地挤在一起，肢体彼此接触，剩下的所有空间都装满了宝贵的物资补给和研究设备。

所以，船上不会装任何美味的狗粮罐头或袋装狗粮，研究站里也完全没有这些东西。在这里，狗的饮食只能像自己被驯化的祖先一样——彼时还没有发明“狗粮”，甚至连农业也还未出现——吃我们的残羹剩饭。

这很有可能正是家猫和家犬选择不同比例的常量营养物质的原因。由于猫的体型较小，并且常常凭借其控制啮齿类动物数量的本领而受到重视，所以猫在进化和被人类驯化的过程中持续地进行着捕猎。而狗的体型较大，在人类驯化狗的过程中，最重要（并且可能是最一开始）的优先事项就是在繁育中消除狗的捕猎倾向（这正是狼众所周知的特性），这样才能保护人类和牲畜的安全。为了实现这一目的，狗被迫以人类餐桌上的剩饭为食。比起肉食动物的常见食物，这些剩饭在碳水化合物和脂肪含量上要高出不少，所以，狗在营养选择上跟我们这些杂食动物（狗的主人）更加相似。

狗的饮食习惯转变带来了另一个结果：它们在进化的过程中，通过产生淀粉酶（用于消化淀粉）基因数量的增加，而获得了相比其他食肉动物更高效的消化淀粉的能力。为了适应农业生产逐步发展、谷物等淀粉类的农作物的增加，人类也经历了类似的进化过程。这表明在共享环境的前提下——此处是指农耕发展带来的丰富碳水化合物的环境——会让不同的物种产生相似的变化，这一过程被称为趋同进化。狗变得越来越像人类了。

即使已经通过进食摄入了足够的常量营养素，实验中部分狗的食量还是超过了坐标上的目标值。实际上，这些狗摄入的卡路里数值远比我们计算出的需求要高。饲养拉布拉多犬的人会发现，它们的食量几乎是正常所需的两倍。这毫不奇怪，从进化角度看，一个可能的原因是狗的祖先——狼适应了“饥一顿饱一顿”的生活方式：偶有猎物时，狼必须和群体中的其他成员争抢着大吃一顿，随后很长时间又没有食物可吃。然而在我们的研究中，这种习性传达了重要的信息：即使贪吃，也必须要平衡自己的营养摄入。

通过观察捕食者，我们似乎从那些令人印象深刻的营养平衡行为中学到了一些重要的东西，也引发了思考。主流的捕食理论认为捕食动物不需要平衡自身的营养摄入，因为猎物本身是营养均衡的，可以满足食肉动物的需求。但是为什么从我们观察来看，捕食者会主动选择食物来实现营养平衡呢？它们的表现和食草动物以及杂食动物是一样的。

随后我们才发现——最初的假设就是错误的。

捕食理论错误地认为，动物的身体构成是恒定的。事实上，我们发现动物的身体成分会根据饮食、季节、健康状况和许多其他因素而变化。前文中就有一个例子，在戴维·美因茨的实验中，通过改变苍蝇的食谱，我们可以为蜘蛛饲养出或胖或瘦的不同食物。再想想我们人类自己的脂肪含量吧——奥运选手的脂肪可以仅占体重的 2%，而肥胖者的脂肪甚至能占体重的 50% 以上，这就像干瘪的小扁豆和油腻的牧场沙拉酱的区别。而这种差异竟然发生在同一个物种身上！

更重要的是，在食肉动物的一生中，没有特定的某种饮食结构是最佳的。因为捕食动物和其他动物一样，其营养需求取决于自身状态：是正在成长，还是已经成熟并开始繁衍；健康还是生病；年轻还是年长；活跃还是静止；还有诸如此类的很多因素。所以，食肉动物跟食草动物、杂食动物一样，会根据特定情况选择最佳的饮食结构，而食肉动物又有大量的猎物可供选择，为获得最佳饮食结构提供了足够的机会。

这一理论在我们和戴维·美因茨所做的另一个实验中得到了阐释。这次的实验对象和最初那次实验中使用的地鳖属于同一个品种，只是有一点不同。这一次，地鳖在经历了丹麦的寒冬，刚刚从漫长的冬眠中苏醒时，大卫就立刻把它们带回了实验室。

在冬眠期间，地鳖什么东西都不吃，仅靠此前体内储存的脂肪来生存。因此我们认为此时的地鳖体型非常瘦弱，迫切需要补充脂肪。那么，问题出现了：这样的身体状况是否会影响它们对食物的选择？

最初，地鳖确实选择了富含脂肪的食物。但随着自身脂肪含量增加，地鳖逐渐减少了脂肪的摄入，开始吃更多的蛋白质。这并非巧合：在这个阶段，地鳖正准备繁殖，于是进入了大量摄入蛋白质的过程。

这表明对地鳖来说，并不是只有特定的某一种食谱才是营养均衡的，它们的营养需求在整个生命周期中会不断变化。动物对营养的选择甚至会随着自身的活跃程度而变化。跟我们一起工作的另一名学生路易斯·菲尔斯（Louise Firth）设计了一个实验，先让蝗虫飞行不同的时间，随后发现：在飞行时间最长的蝗虫所选择的食物中，碳水化合物的比例高于蛋白质，因为碳水化合物为飞行提供了燃料。

所以，对包括捕食动物在内的（几乎）所有动物来说，进食是一个用摇晃的枪管对准移动目标的过程。想要成功需要特定的稳定机制，也就是不同的营养需求之间必须要彼此协作。在这件事上极少会有例外出现，仅限于极其特殊的情况。

其中一个例外就是一种可以满足动物所有营养需求的特定食物：哺乳动物的奶。这当中特别神奇的是澳大利亚的尤金袋鼠（tammar wallaby）。尤金袋鼠的幼崽生活在妈妈肚子上的育儿袋里，所以没有机会吃到母乳之外的任何食物。但母乳却是一种不断变化的食物：随着时间推移，乳汁成分会经历复杂的变化。根据袋鼠宝宝在特定发育阶段所需的营养不同，乳汁中的营养物质的比例会随之改变。举个例子，乳汁中的氨基酸比例会不时变化，以促进大脑、肺部、指甲和毛发的生长。不仅如此，袋鼠妈妈甚至可以同时养育两只处于不同年龄阶段的幼崽。出现这种情况时，袋鼠妈妈会在两只奶头中，为两只不同年龄的幼崽分别提供不同营养物质比例的乳汁。不过我们推测，当幼崽离开育儿袋这种得天独厚的环境，开始自谋生路时，它们的食物选择机制与其他物种无异。它们也会发展出对营养物质的特定需求。

我们已经解答了一开始提出的问题：营养平衡机制是存在于所有物种间的普遍现象而并非特例。我们的实验也已经证明，营养平衡机制存在于食草动物、杂食动物和食肉动物身上，既适用于被驯化的家养动物，也适用于未被驯化的野生动物。我们还重新思考了捕食理论，解释了原因。

但是，作为惯于观察野生动物的生物学家，我们意识到，只有在特定条件下，大自然才会热情地为动物提供充足又丰富的食物，确保动物的饮食保持营养均衡。通常，在现实世界里，动物不可能摄入合适数量的所有营养物质。这种不平衡是如此常见，以至于我们怀疑动物有备用的“B 计划”：当无法获得理想的营养物质时，动物的需求系统会做出反应。当摄入某种营养过多，而其他的营养又太少时，它们会做出妥协和让步来实现营养平衡。

这正是我们在蝗虫实验中要回答的问题：对于蝗虫来说，B 计划到底是什么？答案就是蝗虫会把蛋白质放在最优先的位置，而非其他营养物质，甚至不惜以肥胖为代价或延长发育的时间来摄入理想数量的蛋白质。但我们好奇的是，人类的 B 计划又是什么呢？据我们目前所知，这个问题从未有人提出，更不用说回答。我们决定找到答案，而随后发生的事情也为我们的职业生涯指明了方向。

## 第五章　速览

1. 从蟑螂到猫，即使是最不可能的动物物种都能协调多种营养需求来实现均衡饮食，就像是一个个追踪营养物质的导弹。
2. 但正如我们在第三章看到的那样，当通过饮食摄入的营养不均衡时，这些需求之间就会相互竞争——在蝗虫身上，蛋白质赢得了胜利。
3. 那么人类的情况又是怎样呢？

# 第六章

# 蛋白质杠杆假说

2001 年的一天，一位名叫蕾切尔·巴特利（Rachel Batley）的本科生敲了敲史蒂芬办公室的门。“我想给自己的荣誉研究计划寻找一些灵感，”蕾切尔说，“最好是跟人类有关的。”

这个请求非同寻常。想完成荣誉项目并不稀奇，因为这是牛津大学动物学本科学位的必修内容，不同寻常的是她想研究人这种动物，而非昆虫、獾或者更贴近动物学的东西。

想要研究人类这种动物，人类本身就是麻烦。

“好吧，”史蒂芬回答道，“恰好现在有一个蝗虫实验，我们一直想在人类身上做……”

蝗虫实验的结果是如此简洁明了，这启发我们去思考人类自身——我们人类是否真的像自认为的那样与众不同又精密复杂？还是说在一切自由意志和文化号角之下，我们人类其实和蝗虫别无二致，一些古老而强大的驱动因素决定了我们吃什么和吃多少。如果对常量营养素的需求属于生物基本的驱动力，那么另一个问题又出现了：脂肪或者碳水化合物是否真的像人们描述的那样，是导致肥胖人数增长的罪魁祸首？毕竟，导致肥胖流行于全球的原因是卡路里过量摄入，并且人们消耗的更多是脂肪和碳水化合物，而非蛋白质。人类的蛋白质摄入数量在数十年间基本保持不变。

但是从一开始，对人类营养摄入的研究就备受困扰，因为获得一份精确的人类进食记录实在是太难了。大部分的研究只能依靠受试者的自述，回顾自己前几天都吃了什么。但问题在于我们会遗忘。除此之外，我们还会欺骗和说谎，不仅对他人，也对自己。营养学家约翰·德·卡斯特罗（John de Castro）曾经讲过这样一个故事：他请受试者给每一餐都拍摄一张照片，他认为，这样问题就会迎刃而解。当受试者在填写进食记录的问卷时，这些照片就会像备忘录一样，确保记录准确无误。

然而约翰的想法也许是错误的。他把这种效应成为“消失的布朗尼”：照片里的布朗尼富含热量，口味绝佳，而受试者在填写每日进食记录的电子表格时，布朗尼却不见了。相反，旁边盘子里的水果、蔬菜和鸡肉都被忠实地记录下来了。

与其依靠受试者回忆自己的食谱，还不如把人类受试者当成我们实验里的蝗虫，这样会更加精确。将受试者关上一段时间，不能与外界接触，只能吃我们定量配发的一种食品——例如即食燕麦粥。虽然这种做法能保证食物摄入量计算准确，但是肯定不会有人来敲门自愿成为受试者。

幸运的是，蕾切尔提供了一个完美的解决方案。她家在瑞士的阿尔卑斯山拥有一座远离尘嚣的坡顶小屋——一个轻松愉快的地方，而且离最近的超市或酒吧也有足够的“安全距离”。她招募了10位朋友和家人进行了为期一周的实验，这里没有咖啡因、酒精或者巧克力，受试者成了人类版的“蝗虫”。

实验的流程是这样的：实验的第一天和第二天，受试者进食的数量和种类都不受限制，可以随心所欲地从自助餐中选择肉类、鱼类、鸡蛋、乳制品、面包、水果和蔬菜等食物。受试者所吃的每种东西都要称重，并且必须用食物成分表查找和计算其中所含的蛋白质、碳水化合物和脂肪。受试者所吃的每一顿正餐和零食的数据都会记录在案。

随后，在第三天和第四天，受试者被分为两组，每一组的选择都变少了。第一组获得的食谱是高蛋白自助餐——肉类、鱼类、鸡蛋、一些低脂乳制品和少量的水果蔬菜；另一组的食物蛋白质含量较低，而碳水化合物和脂肪的含量很高，他们的食谱中没有肉类、鱼类和鸡蛋，而是有大量意大利面、面包和谷物可供选择，甚至还有甜点。这一次，受试者所选择食物的数量依然不受限制，摄入的卡路里和常量营养素数量也都被完整地记录下来。整个过程完全复制了我们之前在蝗虫、蜘蛛、蟑螂和其他动物身上所做的实验。

两天后，受试者又重新回到了最初的食谱——所有食物都能选择。实验就这样又持续了两天，随后受试者的任务告一段落，他们“重归野外”。与此同时，又有了新的数据需要分析。因此我们需要一些完整的时间来进行认真的思考，但是在牛津大学，每天的教学十分忙碌，我们难以抽出时间来处理这些数据。

2002 年 7 月，我们俩选择与各自的家人一起搬到柏林，开始在柏林高等研究院（Wissenschaftskolleg）担任研究员，任期一年。每一年，高等研究院的管理委员会都会邀请来自世界各地、不同学科的 40 名学者，组成一个学术共同体。那一年，我们之中有作家、作曲家、生物学家、政治经济学家、民族志学者，等等。其中一位是匈牙利作家凯尔泰斯·伊姆雷（Kertész Imre），他在那一年的 10 月荣获了“诺贝尔文学奖”。（尽管我们并没有什么功劳，但是对庆祝活动也乐在其中。）

我们的办公室在雅费别墅（Villa Jaffé），这个地方似乎对人类本质中动物性的一面并不陌生。第二次世界大战期间，随着《纽伦堡法案》的生效，德国纳粹空军统帅赫尔曼·戈林（Hermann Göring）的德国狩猎协会占据了这座别墅。战争结束后，这座别墅变成了一家纽扣厂，最后才归还给原本房主的家人，当时他们还住在以色列。

我们在柏林的这一年就从深入研究瑞士坡顶小屋的实验数据开始了。我们发现，在实验的第一阶段，当受试者可以自由选择食物时，他们的表现很好，摄入的卡路里总量符合预期，蛋白质的比例大约是 18%。这是一个合理的数值，因为科学研究建议，无论居住在世界何地，人类摄入蛋白质的正常比例都应该在 15%～20% 之间。顺便说一下，这个数值和卡莉观察了 30 天的狒狒史黛拉的常量营养素摄入比例非常相似，史黛拉摄入的蛋白质比例是 17%。

令人震惊的是，在实验的第二阶段，无论是被分到高蛋白饮食组还是高碳水化合物和高脂肪饮食组，受试者每个人都保持了和自由饮食阶段一样的蛋白质摄入水平。为了实现这一点，只能吃高碳水化合物和高脂肪食谱的受试者不得不多摄入35%的卡路里总量来达到摄入蛋白质的目标数量。相反，只能吃高蛋白食品的那组比自由饮食阶段摄入的卡路里总量减少了38%。

很明显，受试者的反应和蝗虫一模一样：对蛋白质的需求似乎决定了吃下的食物数量。

但是我们都知道，这只是一个现象而非答案。人类种群的数量庞大、复杂又多元，而目前所做的只是证明了人数很少的大学生们，在限定的环境下，按特定方式进食时的情形。那么，除了人与蝗虫的进食倾向相似以外，还有其他原因能够解释实验结果吗？

举个例子，我们没有调查过这些人类受试者在实验开始前的饮食习惯，也许实验中的两组人刚好就有不同的饮食习惯。不仅如此，蝗虫是被单独放进塑料盒子里的，但受试者并非如此——他们是在高度社会化的场景下进食的，这样就很容易受到朋友的影响。还有，动物如果不想吃了随时都能停止，但我们人类出于礼貌或者避免浪费食物的习惯，总觉得必须要把自己盘子里的东西吃光。这种行为甚至有专门的科学术语来描述——完成强迫。

虽然有一些潜在的缺陷，但是蕾切尔的实验还是提供了令人非常兴奋的结果。鉴于人类和蝗虫的行为如此相似，我们现在很有信心做出以下假设：

> 在缺乏蛋白质但能量丰富的饮食环境中，人类会进食过多的碳水化合物和脂肪来达到蛋白质目标。但如果只有高蛋白的食物可供选择，人类的碳水化合物和脂肪摄入量就会不足。

这个假设意义重大。假如我们在日常活动中消耗的卡路里保持不变，那么，高碳水化合物和高脂肪的饮食最终会导致体重增加，相反，高蛋白质饮食会让体重下降。根据不同的个体情况，这两种结果都可能符合实际需要。但是不管选择哪一种饮食，在所有情况下首要任务似乎都是摄入目标数量的蛋白质——不能太少，也不能太多。这就是蛋白质的杠杆力量，可以影响我们所吃的其他事物。

如果接下来进一步的研究证实了这个假设，就意味着将会有开创性的全新路径来解释一些关键的问题，包括：为什么会产生肥胖？为什么肥胖及严重并发症会在最近几十年广泛出现于世界各地？

关于我们为何超重的问题，到目前为止，主流的想法都把原因归咎于人类饮食中提供过多卡路里的两种常量营养素——碳水化合物和脂肪。在我们摄入的卡路里总量中，蛋白质所占比例只有大约 15%，并且几十年来，世界各地的人口（至少是那些拥有稳定食物来源的人口）从食物中摄入的蛋白质比例几乎没有任何变化。当然，人类对含蛋白质食品的消费模式发生了巨大变化——一些国家的经济不断发展，人们对红肉的需求随之增加；人们愈发依赖西式食谱中的家禽，带来禽肉生产方式逐渐工业化，等等。尽管如此，人类摄入的蛋白质总量——算上所有含有蛋白质的食物，无论是植物蛋白质还是动物蛋白质——在过去的数十年中完全没有改变，世界各地皆是如此。

根据这些数据，公共卫生专家们普遍得出了一个结论：蛋白质在全球肥胖问题上不需要承担什么责任。这种想法并不意外。不管怎样，终究还是摄入了过多的卡路里导致了全世界人口的腰围变粗，而这些卡路里就来自脂肪和碳水化合物。

但是，我们之前的蝗虫实验和现在的人类实验提出了另一种解释：正是因为蛋白质摄入量持续保持稳定，因此它才值得更深入地研究。

在这个脂肪和碳水化合物逐渐主宰食物供应的世界里，为了保持蛋白质的目标摄入量，是我们的蛋白质需求驱使我们去摄入过多的卡路里吗？

根据联合国粮食及农业组织的营养可用性数据库（并不等同于消费量，但是足够接近），从 1961 年到 2000 年，美国人的平均饮食结构发生了巨大变化，蛋白质的摄入量从 14% 滑落到 12.5%。其他的常量营养素——脂肪和碳水化合物——理所当然地填补了这个空缺。基于这个巨大变化，美国人想要保持蛋白质的目标摄入量，唯一的选择只有多摄入 13% 的卡路里。这样会导致能量（卡路里）过剩，以及随之而来的体重增加。这就是当时发生的真实情况，但是并没有人注意到这一点。

我们把瑞士坡顶小屋的实验结果整理出来，在 2003 年出版，之后开始撰写第二本书。这本书花了两年才最终问世，书名叫作《肥胖：蛋白质杠杆假说》（*Obesity: The Protein Leverage Hypothesis*）。人类营养学的专家团体对这两本书都有些顾虑，推迟了书的出版。

2005 年，史蒂芬在剑桥大学发表演讲。在之后的晚宴上，一位人类营养学领域的资深专家告诉我们，在出版之前的审稿阶段，他就搁置了我们关于蛋白质杠杆假说的论文。为什么要这样做？他表示，他相信我们可能是正确的，但是对于像他一样的人类营养学专家来说，发现自己错过了这么显而易见的事实，并且被两位昆虫生物学家击败，这太难以接受了，请我们一定要理解。

我们珍惜这种认可。这种无私的精神是最优秀的科学家的品质。

◆◆◆

在柏林的一年结束了，回到牛津的我们都觉得这一年里挣脱了枷锁——远离了日复一日教学生活的劳碌之苦。当然，没过几个月，这种生活又回来了。所以我们又选择了逃跑——大卫在新西兰找到了职位，而史蒂芬在悉尼大学获得了澳大利亚研究理事会联合会的资助，这个项目是专门为那些在国外度过大部分职业生涯的澳大利亚科学家设立的。这项资助并不麻烦——研究者的唯一任务就是创造令人激动的新研究项目。真是天堂般的存在。

在悉尼大学，我们最初想要完成的项目是瑞士坡顶小屋实验的升级版。这一回，我们想控制上次实验里的两个不确定因素。第一，上次的实验没有考虑食物的美味程度是否有差别。如果受试者不喜欢高蛋白食物的味道，是否就能解释他们那几天为什么食量减小？或者，如果那些被分配到低蛋白质 / 高碳水化合物且高脂肪的饮食小组的受试者太喜欢吃这些食物了，所以他们的食量已经超出自己的真实意愿？换句话说，也许蛋白质摄入量的稳定性纯属巧合。

还有一种可能，在自由选择阶段和有限选择阶段，受试者消耗的食物量不同，是否是因为可选食物的范围变化？在自由选择食物阶段，可供受试者选择的食品种类是有限选择阶段的两倍，那么多样性也许影响了每个人的饮食？

这一次，我们想在所有阶段提供同样多种类的食物，但在蛋白质含量上加以掩饰，同时满足受试者对可口性的要求。很多科学研究都是这样进行的：一旦发现了可能会很重要的结论，就会设计出新的实验来确保结论真实可靠，即实验结果没有其他可能的解释。

在悉尼，我们聘请了营养学家阿利森·高斯比（Alison Gosby）来帮助我们完成这一项目。她不辞辛劳地巧妙利用 28 种食品设计了早餐、午餐、晚餐和零食的食谱。每种食谱都有 3 个版本，蛋白质含量分别为 10%、15% 和 20%，而提供的总能量（卡路里）相同。这三种版本的食物都非常可口，受试者们的反应也证明了这一点。

随后，阿利森招募了22位志愿者，他们健康状况良好且体态苗条。受试者如同囚犯（人形蝗虫）一样，被安置在大学的睡眠研究中心，那里的条件和酒店差不多。受试者被分成了不同的小组，四天为一个实验周期，共进行三个周期。每天，阿利森会带受试者“放风”一小时，同时监督他们的行踪，确保他们不会偷偷溜去购买零食。受试者以为自己每周吃到的都是一样的餐食，而且并未被告知此次实验的真正目的。我们做好了全方位的准备——包括食物的适口性、能量密度、多样性和易得性，确保进食量的不同有最大可能归因于食物中的蛋白质含量。这次的受试者会不会和瑞士坡顶小屋里的同学们一样，在吃低蛋白质餐食时摄入更多的能量?

结果当然如此——在食谱中蛋白质含量最低的那一周，他们摄入的卡路里总量增加了12%。这12%的卡路里足以解释流行于整个世界的肥胖问题了。这次的实验就是当代人类如何进食的缩影，而实验的结果同样令人警醒。

奇怪的是，绝大部分超额的卡路里并不是因为人们的正餐吃得更多了，而是因为吃了零食。我们给受试者提供了甜味和咸味的零食，你可能认为甜味零食是人们摄入超额卡路里的罪魁祸首——但是错了。这些超额的卡路里几乎全部来自咸味小吃——那些尝起来有鲜味的零食。如果你还记得我们关于需求的讨论，鲜味正是食物包含蛋白质的信号。在高碳水化合物、高脂肪但是低蛋白质的食谱中，我们的受试者受到蒙蔽，吃下了那些味道像蛋白质的东西。但实际上，这些东西都是深加工的碳水化合物。

随后，我们有机会在牙买加复制了悉尼的这次实验。这要归功于西印度群岛大学的教授特伦斯·佛雷斯特（Terrence Forrester）。我们通过奥克兰大学教授彼得·格鲁克曼爵士（Peter Gluckman）结识了特伦斯，后来大卫留在奥克兰大学任教，成为格鲁克曼爵士的同事。

2011 年，大卫和他的博士生克劳迪娅·马丁内兹-科德罗（Claudia Martinez-Cordero）前往金斯顿，帮助特伦斯教授和他的博士生克劳迪娅·坎贝尔（Claudia Campbell）建立实验场景。这次在金斯顿的实验和悉尼的实验基本一致，只有一处不同：此次实验中，我们还计划测量人类是否会选择一个营养摄入的目标数值，就像我们在蝗虫、蟑螂和其他生物身上所看到的那样。如果真的存在，那么这个目标数值的常量营养素构成是怎样的？

后来，阿利森带着她那些可以冒充蛋白质的食物们来到了牙买加。这些食物是如此来之不易，但是当地人却根本不碰这些东西。

“谁早饭会吃这种东西！”这是当地人的典型反应，“为什么要在一顿饭里吃这些东西？”

悉尼人完全可以接受的食谱与牙买加人的烹饪传统格格不入。阿利森必须要重新开始，设计出新的餐食，但这些努力都是值得的。

实验的前 3 天，63 名志愿者可以自由选择食物。有 3 种食物组合可供选择，其中蛋白质含量分别是 10%、15% 和 25%。这意味着，如果他们愿意，可以混合食物，摄入蛋白质含量在

10%～25% 之间的餐食。尽管受试者的选择很多，但最终他们吃下的食物中蛋白质比例还是非常接近 15%，这也是全世界绝大部分人口摄入的蛋白质比例。实验的第二部分，受试者只能得到蛋白质含量分别为 10%、15% 或 25% 的某一种食物，结果得出了和悉尼的实验一致的结果：进食低蛋白质食品的受试者，普遍吃下了更多数量的食物和能量。在为期 5 天的实验里，他们的体重甚至已经开始增加。

看起来，我们对动物的研究有可能解决人类的重大问题，其中之一就是——到底是什么让我们体内的脂肪累积到了 200 万年来从未达到过的水平？不过科学研究的麻烦之处就在于，新的发现总会带来新的问题。但这也正是科学之美，这次也毫不例外。

## 第六章　速览

1. 和蝗虫一样，人类在进食时也会优先满足蛋白质的目标摄入量。
2. 在缺乏蛋白质但是能量丰富的世界里，我们为了摄入目标数量的蛋白质，吃下了过多的碳水化合物和脂肪，带来了肥胖的风险。
3. 当餐食富含蛋白质时，为了避免摄入过多的蛋白质，吃下的碳水化合物和脂肪量就会出现不足。
4. 这就是为什么高蛋白质饮食可以帮助你减肥。但是我们为什么要避免摄入太多蛋白质而冒险让卡路里摄入不足呢？

# 第七章

# 为什么不多吃点蛋白质呢？

我们似乎已经找到了揭开人类肥胖之谜的关键。只需要提高蛋白质在饮食中的比例，我们就不再需要过多摄入其他物质，从而避免肥胖、糖尿病、心脏病或者其他相关的健康问题。但是，如果这种想法是正确的，那么为何大自然要为蛋白质的需求设定一个上限呢？这有点不合情理。

蛋白质摄入太少会导致的问题似乎很明显——正如我们所知道的，蛋白质是氮的主要来源，我们需要氮来建立、维持和修复自己的身体，同时，氮也是人类繁殖所必需。所以我们需要足够的蛋白质才能生存下去。

既然如此，我们为什么不多吃一些蛋白质呢——在富含蛋白质的一餐中，你会吃下比维持体重所需食量更少的食物，为什么会这样？如今，减肥当然是许多人追求的目标，但是，纵观人类这一物种的发展史，体重减少从未成为过我们的目标。

事实上，完全相反——想要生存，就必须获取足够的食物，这才是人类所面临的挑战。让体重只降不增的饮食法则无异于自杀。

这样看来，似乎是我们的身体需求在告诉我们，宁愿摄入的卡路里偏少，随时有能量耗尽的风险，也不要摄入过多的蛋白质。单单这一点就表明，过度的蛋白质摄入是非常不可取的。人体的控制系统是高度协调的，例如蛋白质的需求就并非偶然进化而来。实际上，如果某些特征对人类生存和繁衍没有用处，它们就会逐渐凋零，并最终消失。“用进废退”，这是进化过程的金科玉律。

同时也有其他证据表明，过多摄入蛋白质会对健康产生危害。在“兔子饥饿症”现象中，这种危害就体现得淋漓尽致。

“兔子饥饿症”和饥饿的兔子没有任何关系。它源于一次深刻的教训——1881 年至 1884 年，在格雷里北极探险（Greely Arctic Expedition）期间，25 名科考队员中 19 人命丧黄泉。

和大多数的野生动物一样，兔肉的脂肪含量极低——大概是 8% 左右。对比一下，羊肉的脂肪含量是 28%，而牛肉和猪肉的脂肪含量高达 32%。兔肉中除了脂肪，剩下的就是蛋白质了，基本上没有碳水化合物。如果只吃兔肉，不吃别的食物，那么摄入的蛋白质比例就会过高，脂肪和碳水化合物的比例过少，这很快就会引起“蛋白质中毒”——一种罕见的营养不良，发病的原因是与其他两种常量营养素的摄入量相比，蛋白质的摄入过量。北极探险家菲尔贾马尔·斯特凡森（Vilhjalmur Stefansson）有过亲身经历，他写道：“那些吃兔肉的人，如果没有其他的脂肪来源，例如海狸、驼鹿或者鱼，那么大概一周之内，他们就会出现腹泻的症状，同时伴有头痛、疲乏和不明原因的不适感。”

当然，在那次致命的北极探险中，并没有充足的兔肉（或者其他能吃的东西）可供食用。根据斯特凡森的描述，格雷里北极探险队员死亡的原因，是因为食物耗尽后，队员们吃掉了自己的同伴（让我们想起了摩门蟋蟀）。而这些被吃掉的队员的尸体体内同样也没有剩下多少脂肪，甚至跟兔肉差不多了。这个理论大概可以这样解释。

查尔斯·达尔文（Charles Darwin）在《贝格尔号航海志》（*The Voyage of the Beagle*）中，也提到了这一点——与蛋白质相比，人类需要摄入足够的脂肪和碳水化合物。他在书中写道：

> 我除了肉，什么东西都没吃，这种日子已经持续好几天了：我完全不讨厌这种新的生活方式，但是我觉得只有进行艰苦的锻炼才能适应这种生活。我听说，当一些英国的病人需要只以动物为食才能康复，这时即便生的希望近在眼前，他们也很难坚持下去。潘帕斯草原上的高乔人（Gaucho），可以数月只吃牛肉，别的东西一概不碰。但是根据我的观察，在他们的饮食比例中，脂肪占据了很大一部分，而脂肪的动物性质没有那么突出；而且，他们尤其讨厌风干肉类，比如刺豚鼠的风干肉。

但是，人类的蛋白质目标摄入量（占总卡路里的 15% 左右）远低于能够诱发疾病的 40%～50% 这一比例。即使我们摄入了超过目标值的蛋白质，也只会出现轻微症状，不会出现严重的腹泻和死亡。

我们也知道，有些动物已经进化到不仅能接受高蛋白饮食，并且还十分需要。这就意味着不管它们吃下多高比例的蛋白质，它们都能够通过及时进化来克服挑战。正如我们在第五章所阐述的那样，我们在多种捕食动物身上做了实验，包括猫、狗、蜘蛛和地鳖，结果发现这些动物对蛋白质的需求占总卡路里的 30%～60%。相比之下，我们人类的目标摄入量只有区区 15%。这再合理不过了，因为这些动物已经进化到主要以其他动物为食——而猎物的蛋白质含量都很高。

但即使是捕食性动物也会避免摄入超过目标值的蛋白质，当食物中的蛋白质过高时，这些食肉动物就会表现出对脂肪的强烈渴望。而当可供食用的脂肪数量稀少时，捕食性动物的数量也会急剧下降。这一现象从北大西洋的海鸟数量变化就可见一斑——最近几十年，其数量急剧下降，究其原因，是过度捕捞导致富含油脂的鱼类数量大幅减少。海鸟别无选择，只能吃那些更瘦且蛋白质含量更高的鱼类，而这些猎物无法为海鸟提供飞行和迁徙所需的能量储备。

很明显，我们需要理解相对于其他的营养素，蛋白质摄入过多的代价——引发的各种疾病，然后再将这些疾病跟蛋白质摄入过少引发的疾病进行比较。不久，史蒂夫在聚会上有了一次巧遇……

◆◆◆

那是在2005年，史蒂芬和家人刚刚从牛津搬到了悉尼，在一处租来的房子里安顿下来。新邻居正在办街区聚会，邀请史蒂芬一家参加。天色已晚，史蒂芬跟一位新认识的朋友聊着天——这位朋友就是达维德·勒库特（David Le Couteur），他是悉尼大学老年学专业的教授，也是一位临床医师。当达维德得知史蒂芬是一名生物学家时，他邀请史蒂芬在一场健康老龄化生物学的国际会议上发表营养主题的演讲。史蒂芬同意了，可当他第二天早晨醒来时不禁喃喃自问："我到底做了什么？我对老龄化生物学一无所知……"

史蒂芬联系了远在新西兰的大卫，开始仔细研究科学文献。随着阅读的深入，我们越来越感兴趣，也越来越困惑。

人类罹患肥胖、2型糖尿病、心脏病、中风、痴呆和癌症等一系列疾病的风险会随着年龄的增大而急剧上升。在逐渐衰老的过程中，我们似乎很容易就会患上此类慢性疾病，在去世前的数年间，平均而言健康状况的确堪忧。

在2005年，有一种关于饮食与老龄化生物学的观点风头正劲：所有物种只要限制卡路里的摄入，减去正常值的40%——对人类来说，意味着每天大约要减少1000卡路里的摄入——其寿命都能够延长。这种观点不是以减少食物量来避免肥胖，而是指出了衰老进程的生物学本质。

人类对热量控制与衰老的研究可谓历史悠久、成果丰富。路易吉·科纳罗（Luigi Cornaro，1464—1566）是一位富有的威尼斯贵族。他的一生纵情恣欲、毫无节制，这其中就包括暴饮暴食。人到中年，路易吉的健康状况急转直下，他感觉自己已濒临死亡。根据医嘱，路易吉选择了限制卡路里摄入的饮食方式，每天进食的食物重量只有几百克。结果在 80 多岁时，路易吉依然精力充沛。他写了一本名为《保证活得健康又长寿的方法：改变不良体质及其他》的书，把自己的长寿归功于有节制的生活以及尽可能地少吃东西。据说，最后他一直活到了 102 岁。

1935 年，克里夫·麦凯（Clive McCay）和他在康奈尔大学的同事们发表了一篇具有里程碑意义的论文，论文是关于老鼠的，题目是《发育迟缓对生命周期和最终体型的影响》。这篇论文提供了令人信服的研究证据，第一次证明限制热量摄入可以延长寿命。相比饮食条件更好的对照组老鼠，热量摄入受到限制的老鼠发育缓慢，但是寿命更长。

从那时起，关于不同物种的研究报告相继出现，从酵母细胞到蠕虫，再到苍蝇和猴子，这些报告都显示限制卡路里摄入可以延长生命周期。但是，限制热量摄入也有不利的一面：对于所有的物种而言，活得越长都意味着后代越少。这种生命周期与后代之间的取舍，导致了一种新观点的产生 —— 在一个过程中投入能量，必然以牺牲另一个过程为代价，生物要么选择将卡路里和资源用于延长寿命，要么就用来养育后代。还有一种观点认为，繁衍后代这一行为本身就有直接的代价 —— 可以说，正是这种自然损耗直接缩短了生命周期。相信那些被剥夺了睡眠的新手父母可能会对此观点深信不疑。

但是，对于许多现代人来说，少子化和更长的预期寿命似乎是两全其美的选择，发达国家不断下降的出生率和预期寿命的延长也证实了这一观点。

早期在人类身上进行热量限制的研究发生在亚利桑那州的“生物圈 2 号”。这个项目赫赫有名，它是一个封闭的生态系统——在一个温室内，有微型的雨林、沙漠、小型海洋、红树林沼泽、热带稀树草原，还有一个小农场。1991 年，著名的热量限制研究者、来自加州大学洛杉矶分校的罗伊·沃尔福德（Roy Walford）参与了这一项目。实验共有 8 人参加，罗伊·沃尔福德就是其中一员。他们要把自己封闭在“生物圈 2 号”内长达两年。在此期间，这些“生物圈 2 号居民”只能自给自足、生产出足够数量的低热量食物。沃尔福德报告，他们的体重都下降了，在新陈代谢方面产生了相似的积极变化（比如血压降低了，以及能够更好地控制血糖），这种情形在此前的实验中被限制热量摄入的老鼠身上也发生过。

这一切都很有趣，但这也是我们感到迷惑不解的原因。在所有关于热量限制的研究成果中，没有一个人曾分别探究过三大常量营养素在其中发生的作用。当然，考虑到我们所关注的问题，我们好奇的是究竟是总热量摄入更少能让人长寿，还是热量的来源起了决定作用。换句话说，蛋白质、脂肪和碳水化合物对衰老进程产生了怎样的影响？不仅是各自的影响，还有作为混合物的影响。

在那次健康老龄化生物学的会议上，史蒂芬发表了颇具争议的演说，他对“限制热量摄入能延长寿命”这一结论背后的证据提出了质疑。史蒂芬认为，并没有足够的证据能支撑“摄入的总热量才是关键”，热量的来源很有可能比热量的总量更加重要。他告诉在场的听众，通过研究啮齿类动物和苍蝇，已经有证据表明限制蛋白质和特定氨基酸（例如甲硫氨酸和支链氨基酸）的摄入可能比限制卡路里总量更加重要。

演讲完，史蒂芬没有指望自己能再次被邀请了，但是听众们却并没有感到气愤。相反，他们鼓励我们从营养几何学的角度重新审视这个问题。我们制定了一个计划，打算从总热量中分离出营养素各自的影响。想要完成如此大规模的实验任务，最可行的方法仍然是从短寿命的小型动物开始——是的，就是昆虫。

我们开始研究果蝇。果蝇是老龄化生物学研究的典型昆虫，同时也因为在遗传学和分子生物学中的应用而闻名。对于理解人类健康，果蝇也是绝佳的例子。四分之三的人类致病基因都能在果蝇身上发现类似的版本，同时果蝇和人类一样也拥有控制寿命和衰老的基因，然而果蝇的平均寿命很短，这让我们能在数月之内完成从生到死整个生命过程的实验。

◆◆◆

1999 年，身在韩国的李光品（Kwang-Pum Lee）向我们在牛津的实验室提出申请，希望成为一名博士生。他在申请中自称“鲍勃”（Bob），并随信附上手绘的蝴蝶卡片，证明自己是一位天生的昆虫学家。李光品在博士研究期间发现，当毛毛虫感染某种病毒时，它们对食物的偏好会有所改变，相比碳水化合物，毛毛虫会选择摄入更高比例的蛋白质——这正是对抗病毒感染所需的。随后，李光品前往英格兰北部的兰卡斯特，与另一位同事肯·威尔逊（Ken Wilson）继续深入研究这一课题。他的研究很成功，成果也颇为丰硕，但是英国无休无止的阴雨天气让他难以忍受。于是，李光品欣然接受了赴悉尼参与这场大规模的研究果蝇衰老过程的机会。

我们的实验设计跟蝗虫实验类似，实验对象是一千多只果蝇，每一只都有单独的实验食物，我们需要跟踪果蝇的整个成年期。由于脂肪在果蝇的能量预算中只占极少比重，所以蛋白质和碳水化合物仍然是关注重点。我们将这二者混合，制作出 28 种不同的流质食物。这些食物中蛋白质与碳水化合物的比例各不相同。通过添加水，每种比例又能分出 4 种不同的稀释程度。

这次实验经过一年的艰苦努力才得以完成。跟一千多只果蝇打交道并非易事，因为它们没有比这句话结尾的句号大多少。

最开始，果蝇的蛆在玻璃瓶内以普通的食物为食。一旦完全发育成熟（只需要几天），蝇蛆就变成了蛹，再破蛹而出成为成虫。刚刚成熟的雌性苍蝇与雄性苍蝇被放在一起进行交配，24 小时后，每只雌性果蝇再分别放入专属的玻璃小瓶里。每个小瓶底部都有一张潮湿的纸，果蝇可以在纸上产卵；每个小瓶顶部有一个塞子，带有一根极小的（容量为 0.005 毫升）玻璃吸管，通过吸管注入 28 种实验食物。果蝇很快就学会了如何从玻璃吸管中获取食物——使用另一种它们自带的“吸管”——就像长长的嘴一样，这个器官叫作喙。

每天，当玻璃吸管内注满新的食物时，李光品和实验室里的另一位高级博士后菲奥娜·克里斯奥德（Fiona Clissold）——玻璃吸管的设计者——就会测量每一只果蝇在这一天吃下了多少食物。他们还能利用显微镜观察果蝇产卵的数量，卵就是一些微小的白色斑点。最多数月之后，这些果蝇就会自然死亡。

在实验的结尾，我们已经知道每只果蝇每天的进食量、寿命以及各自的产卵数量。

此时此刻，想象一下你绘制了一张图表，在上面把每一只果蝇摄入的蛋白质和碳水化合物数量都做上标记，就成了坐标系上的一个点（就像第三章蝗虫实验的图表那样）。完成后，你会得到一张纸，上面有一千个圆点密密麻麻地挤成一团。接下来，再准备一千根长短不同的大头针，每一根大头针代表不同长度的果蝇寿命——寿命越长，大头针的长度也越长。最后，再把大头针插入每只果蝇在营养摄入图表上对应的标记点。这样你就得到了一片由一千根大头针组成的森林，每根大头针都标示了一只果蝇的进食情况。

综上所述，这一片大头针森林创造了所谓的“响应图景”（response landscape），类似一幅3D地图。其形状能够告诉我们果蝇的寿命与饮食之间的整体关系究竟如何。如果所有的大头针都一样长，景观的地势完全平坦，如同一片高原，这就意味着不管果蝇吃什么，它们的寿命都一样长。但是，如果这片大头针森林像山脉一样高低起伏：在某个比例的蛋白质和碳水化合物组合位置，长长的大头针高高矗立，而在其他的营养组合位置，短短的大头针形成了山谷，我们便可以知道果蝇的食谱确实影响了它们的寿命。

为了让可视化过程更容易一些，可以将立体的大头针森林转化成一张平面图，使用的技巧和地图绘制人员描绘地貌的方法如出一辙：用阴影来表示大头针的不同长度——黑色代表最长的，灰色代表长度中等，而白色代表长度最短——这样就直观地把立体图变成了平面图，图中寿命长的果蝇就显示为深色区域，寿命短的就是浅色区域。

我们将果蝇实验中获得的进食数据，胆战心惊地用图标标记了 1000 个营养摄入点，接着输入了果蝇的寿命和一生中的产卵数量。

纵观每次的研究过程，最富戏剧性的时刻总是当图表第一次出现在电脑屏幕上时。结果可能是所有的辛勤工作（整整一年！）完全没有任何统计学意义；或者电脑上压根就没有显示任何有趣或者有结论性的东西。生物学就是这样让人心碎——我们常常无法透过干扰发现真正的规律。也许，我们提出了错的问题，或者我们的假设是错的，再或者我们的实验步骤中有一些未知的技术问题。

那天，我们知道自己在期待什么——如果热量限制与寿命长短的传统观点是正确的话，随着食物摄入总量的降低，到正常消耗的 60% 时，果蝇的寿命就应该延长，不管饮食中蛋白质与碳水化合物的比例到底如何。

我们按下按键，等待电脑计算出带颜色的平面图以及相关联的统计表。随后我们就看到了这个表格。真正的规律已经跃然纸上，而这一结论是全新的。

事实上，寿命长短与摄入的总热量无关，而是与饮食中蛋白质与碳水化合物的比例息息相关。

下方就是那天出现的图表。

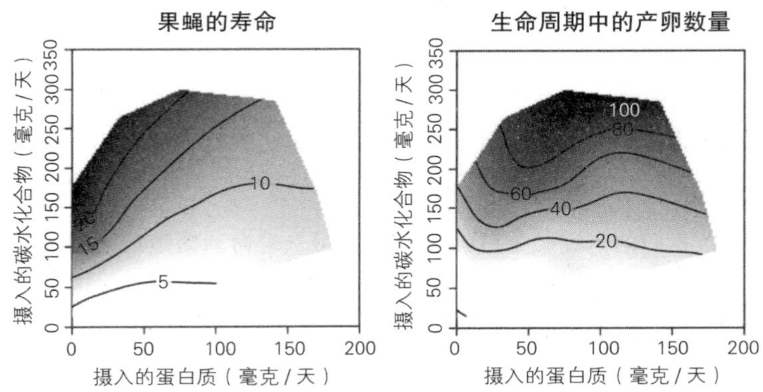


果蝇进食由不同比例的蛋白质与碳水化合物组成的28种食物后，根据其寿命天数与生命周期中产卵数量绘制成的响应图景。

你是否已经发现，在表示寿命的图表中，靠上方区域的颜色更深，这一区域代表的饮食结构是低蛋白质和高碳水化合物饮食；而到了高蛋白质和低碳水化合物的区域，颜色变成了浅灰色。这就说明，随着蛋白质在饮食中所占比例的增加，果蝇的寿命逐渐变短。而那些摄入高蛋白质和低碳水化合物的果蝇死得最快。

那么果蝇的繁殖情况又如何呢？从右边的图表中就能发现：当果蝇的产卵数量最多时，其摄入的蛋白质已经超过了最长寿命所允许摄入的数量。当蛋白质与碳水化合物的比例为 1∶16 时，果蝇的寿命最长；但是如果想要产卵数量最多，蛋白质与碳水化合物的比例就需要达到 1∶4。但即便是从繁殖角度来看，蛋白质摄入过多也会带来问题——一旦蛋白质与碳水化合物的摄入比例超过 1∶4，果蝇产卵的数量就会下降。

关于蛋白质的信息已经非常明确，食物中蛋白质比例较低，你可以获得更长寿命，但无法繁殖太多后代；而多吃一些蛋白质，你可以获得很多后代，但是寿命就没有那么长；如果吃下太多蛋白质，你既不能长寿，也无法拥有很多子嗣。至少如果你碰巧是只果蝇的话，情况就会如此。

我们的研究结果已经有力地证明，寿命和繁殖之间是相互权衡的，并不是人们之前所认为的那样——二者互相竞争，抢夺固定数量的能量和资源。更确切地说，这种观点认为繁殖本身就是有害的，它缩短了寿命。不，不是这样的，繁殖和寿命这两者只是营养需求不同。你选择了一种饮食结构，就能拥有众多后代，如果选择另一种食谱，就能推迟死亡的到来。只是同一种饮食结构无法实现两个目标。

从那时起，我们和分布在世界各地的同事都通过实验验证了李光品在果蝇实验中的发现。而且不仅在果蝇身上，实验的对象还包括其他各种昆虫（蟋蟀、蜜蜂和蚂蚁等）。此外，我们还发现了在同一种食谱中实现寿命与产卵数量最大化的聪明办法——调整昆虫摄入蛋白质中的氨基酸比例。但是在真实的自然界当中几乎可以肯定：果蝇要么寿命很长，要么产卵很多。只能选择一种结果，不可能同时实现。

不过如果果蝇能自主选择饮食，它们会选择哪一种呢？为了回答这个问题，我们做了另一个实验，让果蝇在拥有后代与长寿之间做出选择。在实验中，果蝇可以自主选择高碳水化合物的食物（长寿）或是高蛋白质食物（大量产卵）。关于果蝇的所作所为，这里有一条线索可以提供给大家：这种实验条件下，果蝇的选择与你（或者说我们）几乎一定会选择的选项完全相反。它们选择的食物支持了产卵数量最大化，而非寿命最长。

如果用人类来举例，果蝇的选择就像是：可以繁育 15 名后代，但是 40 岁就会撒手人寰。不过，直到大概两百年前，人类的祖先都是这样生活的。要知道，当时大部分的儿童在差不多 5 岁之前就会夭折。但如果按我们现在的眼光来看，这个选择可不是什么明智之选。

但是，果蝇（以及可能除人类之外其他所有物种）更加关心的不是自身的寿命，而是自己的基因有多少可以遗传下去。这完全印证了达尔文进化论的预测——基因才是你给后代成功留下的遗产。

我们关于果蝇寿命的论文在 2008 年发表后引起了轩然大波。那些研究热量限制的同事（我们推翻了他们的主要观点）很快就指出，果蝇连哺乳动物都不是，更不用说跟人类相提并论了。当然，他们是对的。我们没有证明哺乳动物是只对卡路里有反应，还是像果蝇一样对常量营养素的摄入比例有反应。我们也没有证据能证明哺乳动物摄入过多蛋白质的代价，无论是对寿命的影响或是对繁殖的影响。在论文发表前的同行评审环节，其中一位匿名审稿人对我们的论文持怀疑态度：

> 总的来说，这篇文章提供了一种新路径，这种进食限制的研究设计适用于寿命较短的无脊椎动物，但是我不太相信同样实际适用于啮齿类动物。

我们别无选择，只能把这番话当作一个挑战，并且着手去研究比果蝇更像人类的生物。

## 第七章　速览

1. 为了了解蛋白质摄入过多的代价，我们在果蝇身上做了实验，探索进食不同比例常量营养素混合的食物对果蝇整个生命周期的影响。
2. 寿命最长和产卵数量最多是两种不同的需求，需要不同的饮食结构。寿命最长的果蝇吃的是低蛋白质和高碳水化合物的食物，而吃高蛋白质和低碳水化合物的食物会导致果蝇“英年早逝”。当食物中的蛋白质的比例稍高，而碳水化合物比例稍低时，果蝇产卵最多，但蛋白质的比例不能过高。
3. 那么，更复杂的动物会是怎样的情形呢——比如哺乳动物？

# 第八章

# 绘制营养图表

昆虫已经教会我们如何成为营养学地图的绘制员。根据果蝇实验的结果，我们在碳水化合物和蛋白质的坐标系上绘制了生命周期和繁殖情况。果蝇实验同时揭示了另一片迷人的前景：我们是否能用营养几何学来标注健康的所有方面？换句话说，通过营养几何学实现营养均衡，从而达到任何理想的目标——减肥、长寿、最大限度地繁殖、抗感染或是其他任何目的？

那将对我们大有裨益。为了回答这一问题，我们不得不展开大规模的实验——论文审稿人认为没有可行性的实验——实验对象是更接近人类的动物。

果蝇实验的结果依旧让我们非常兴奋，我们设想了一个大型的老鼠实验。我们请研究老年学的朋友，同时也是悉尼大学的同事达维德·勒库特加入了研究团队。我们还聘请了年轻的生物学家萨曼莎·索隆-拜尔特（Samantha Solon-Biet），这个项目将成为她的博士学位研究项目。萨曼莎精通营养几何学，在悉尼大学，她与史蒂芬合作完成了她的荣誉研究计划，研究鱼类进食行为（鱼类是另一种具有卓越营养智慧的动物，这是事实）。

我们开始了研究。实验对象是数百只实验室老鼠，它们的整个生命周期都要食用实验室里提供的一种食物。一共有 25 种食物，每种食物所含的常量营养素和纤维比例各不相同。我们能否绘制出这数百只老鼠的营养摄取结果？与果蝇不同，老鼠（像我们人类一样）进食大量的脂肪，所以我们不仅要控制蛋白质和碳水化合物这两个变量，脂肪的数量也需要有变化。这就让实验的规模和复杂性成倍增加，让测量这些营养物质的摄入变成一项巨大的挑战。

果蝇的寿命仅有数月，而老鼠可以存活数年。老鼠的体重也比果蝇要重 10 万倍。只需要几升液体食物和不到一年的时间，我们就能完成上千只果蝇的实验。相比之下，完成老鼠实验需要 6 吨食物和 5 年的不懈努力。不仅如此，我们还需要一个完整的专家团队，能够分析所有采集到的样本，并互相合作来阐释结果，这一过程一直持续到今天。想完成这些，还需要 100 万美元的资金支持。

老鼠是热爱交际的群居动物。自 2009 年开始，我们把刚刚断奶的老鼠幼崽按性别分类，每 3 只相同性别的老鼠为一组。这种方法其实阻断了老鼠的性行为，但是我们确实不能让不同性别的老鼠混居了，这会让实验更加复杂。如果不采用这种方法，我们很快就会被大量的老鼠幼崽淹没。老鼠饲养在笼里，喂食不同的实验食物。这些食物被加工成丸状，放置在金属食槽里。饲养会一直持续到数年之后，有的老鼠自然死亡，有的老鼠在中年末期（大约 15 个月时）被安乐死，这样就能评估老鼠所有方面的生理机能，并且保存它们的组织，用于生物化学分析。

让老鼠安乐死其实是一项复杂的工作，专家们像工厂流水线上的工人一样，每个人完成一项单独的任务。首先，让选中的老鼠安乐死。（对于如何实施安乐死，有严格的规范，由大学的动物伦理委员会管理。委员会内不仅有兽医和专业的科学家，也有非专业人士。）随后，这些老鼠被逐个扫描，测量体内物质构成（每只老鼠的含脂肪组织和无脂肪组织），解剖肌肉样本，然后迅速进行下一环节——线粒体功能分析。完成这些程序后，老鼠剩下的肢体继续在流水线上传递，用于采集器官。每个器官和组织的样本都要妥善储存——要么使用液氮快速冷冻，要么在化学物质中固定，以便随后进行生物化学和显微镜分析。这些样本成为一个无价宝库，有些真相我们尚未发现，而已有的发现都已经发表了。

成千上万个小时的实验室工作接踵而至。研究人员记录下不同组织和器官内的基因表达信息，详细测量了血液中的数百种化学物质，并且整理了大量肠道微生物的数据。此外，还记录了与营养感知有关的免疫标记和生化路径，量化了细胞构成组织的细节，还有很多其他的工作。接下来，又是几百小时的工作——整理和分析我们获得的大量数据。

最后，余下的老鼠都自然死亡了。其中一只算得上是老鼠中的玛士撒拉[①]，寿命超过了4年——是老鼠通常寿命的两倍。

这个实验从头到尾花费了5年时间。当我们再次坐在电脑屏幕前，等待彩色图表和揭示真相的数据出现时，你也许能够想象出我们的情绪状态。我们再一次屏住了呼吸。

老鼠是否会像果蝇一样，在摄入低蛋白质和高碳水化合物食物时最为长寿？虽然这是我们的假设，但是假设就是为了被验证而存在的。那位鼠中玛士撒拉的饮食结构确实是低蛋白质和高碳水化合物，但是，会不会它恰好是一个怪胎？在生物学中，例外才是生命的真相——它们是进化的原材料。不过，在研究中，过分关注例外可能会让我们错过数据中的真实规律。而且过分关注特例还有另一个风险——你可能找不到真正要找的东西，如同在云朵中寻找圣母的脸庞。所以统计的意义就在于：从庞大且变化的数据中找到潜在的规律——如果这种规律真实存在的话。

老鼠生命周期的图表出现在电脑屏幕上了——光彩夺目。图表结果与果蝇实验非常相似，而且所有的数据都非常清晰，毫不含糊！

图表中的深色区域代表那些摄入低蛋白质和高碳水化合物的老鼠，它们的寿命确实更长。但真正吸引我们的是，不是只有蛋白质在起作用，正如我们在果蝇实验中发现的一样，低蛋白质需要与高碳水化合物组合起来摄入，才能最大限度地延长

① 《圣经》中的人物。据说玛士撒拉在世上活了969年，是历史上最长寿的人，后成为西方长寿者的代名词。

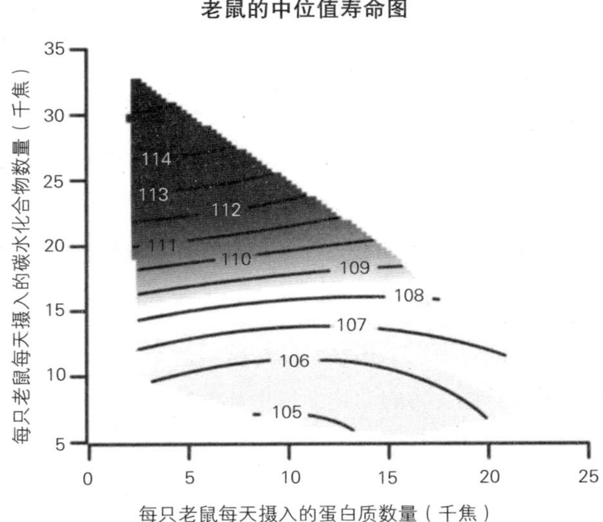


老鼠寿命单位为周。摄入的脂肪数量在本图表中没有体现，因为蛋白质与碳水化合物的比例对寿命的影响最大。

寿命。拿我们人类来举例，这就相当于让我们少吃肉、鱼和鸡蛋，多吃健康的碳水化合物，例如低卡路里的蔬菜、水果、豆类和全谷物。我们还发现，低蛋白质配合高脂肪的饮食结构，不会产生堪比低蛋白质和高碳水化合物搭配时的长寿效果。前者的搭配就像是少吃肉、鱼、鸡蛋以及碳水化合物，多吃那些富含脂肪的食物，比如黄油、植物油或者油炸食品。与果蝇实验的结果相同，那些短命老鼠的饮食结构还是高蛋白质和低碳水化合物的组合。看见图表底部那些最苍白的部分了吗？碳水化合物摄入量低的老鼠是活不长的，果蝇也是如此。

那么，繁殖情况又如何呢？在繁殖方面，饮食结构中高比例的蛋白质会带来优势。对于雄性老鼠来说，想拥有一对大号睾丸（有助于交配），或者对雌性老鼠来说，想拥有大号子宫（可以孕育大量胚胎），就需要蛋白质比例更高的饮食。归根结底，长寿和生殖能力强健这两者所需的饮食完全不同。

老鼠实验不仅复制了果蝇实验所见到的结果，还有额外的收获。我们已经收集并分析了老鼠身上目前能想到的所有信息，在拥有了这些数据后，我们开始探索接下来的问题：为什么进食低蛋白质和高碳水化合物食物的动物就比那些吃高蛋白质和低碳水化合物食物的动物活得更长？摄入过多的蛋白质究竟会带来什么问题？

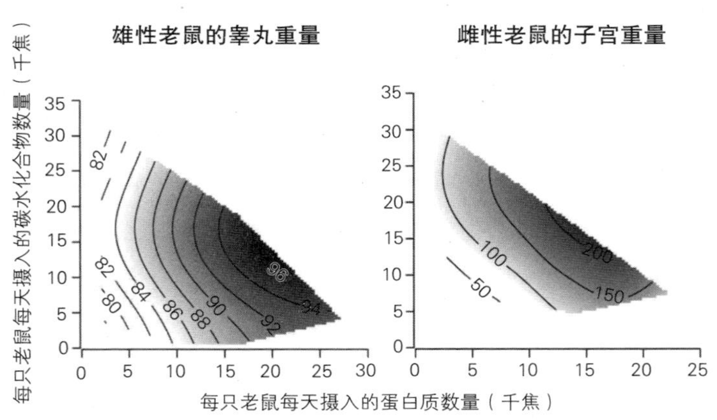


老鼠生殖器官的重量单位是毫克。同样，脂肪摄入量未体现于图表中。

◆◆◆

你可能已经对端粒非常熟悉了。最近一段时间，端粒凭借延长寿命和减缓衰老的作用而名声大噪。

端粒位于染色体的末端，在细胞分裂时，端粒能够保证细胞复制了核心内容。端粒的角色就像鞋带末端那个用来避免鞋带磨损的小小塑料头（这个东西叫作绳花，不知道这个知识是否对你有用）。事实上，端粒仿佛是一台极其复杂的小型机器，维持着染色体的功能和完整性。随着我们年龄的增长，细胞也一直在新陈代谢，端粒变得越来越短，直至染色体分解，细胞分裂开始出现错误。随着时间的推移，这些错误逐渐累积，于是我们的各种组织和器官也“日薄西山”。

根据前面的生命周期图表，我们能够做出一些假设。如果我们发现的饮食结构与寿命长短之间的规律的确是源于衰老进程的生物学差异，那么表示端粒长度的图形应该和老鼠的寿命图形基本一致。

是这样吗？我们来看看下一页端粒长度的图表。

看着眼熟吗？如果将这张图与前文的生命周期图表对比，你就能发现二者近乎一致。那些摄入低蛋白质和高碳水化合物的老鼠，它们的端粒更长，寿命也更长；而那些以高蛋白质和低碳水化合物为食的老鼠，它们的端粒更短，寿命也更短。这看起来很好——证实了关于端粒的传统智慧（越长越好）；也证实了我们的预测——低蛋白质加高碳水化合物的饮食就等于更长的寿命。

研究继续深入，我们将常量营养素的比例与其他的衰老标志物，如免疫功能、关键营养信号路径的激活、线粒体的功能等进行对比，结果也全都匹配。这就意味着，我们可以通过调

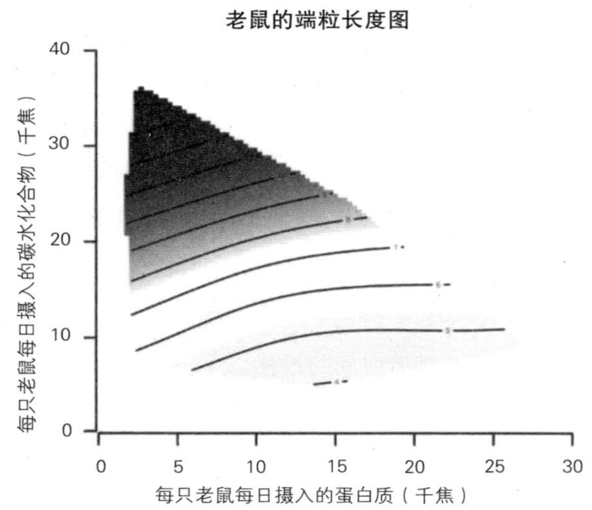


老鼠的肝细胞端粒长度（单位：千碱基对）。数据来自博士生拉胡尔·戈卡恩（Rahul Gokarn）。

整饮食来加快或者减缓衰老的生物学过程。

这可是件非同小可的事。

为了了解其中缘由，让我们来更详细地了解一下衰老的机制。

人类生理机制的核心（老鼠、果蝇，甚至是酵母细胞也一样）是由两种完全相反的生物化学路径构成的。在二者的精心安排之下，所有的动物都会产生两种截然不同的生命路径：第一种我们称之为长寿路径——稍微啰唆一点，就是“暂时停下，不去插手，等着事情自然好起来”；另一种叫作成长与繁殖路径——“趁热打铁，不计后果”。

关键在于这两个系统之间是互相抑制、此消彼长的关系。

当食物和营养物质匮乏时，长寿路径被激活，成长与繁殖路径就关闭了。细胞与DNA的修复、维护系统也被唤醒，让动物保持良好体型。与此同时，动物也在等待世界的变化和丰富的食物，这样它才能实现进化的目标——繁殖。等待的时间可能会很长，如果期间世界保持不变，动物成长与繁殖所需的营养依旧寥寥无几，那么动物将会以没有后代的状态获得长久的寿命。

但是，当食物充裕且蛋白质含量丰富时，动物的长寿路径就会关闭，成长与繁殖路径就会被激活。在这种情况下，身体开始构建新的组织，但是与此同时，能够保护和修复DNA、细胞和组织，使它们免于损耗的系统也关闭了。在合成必要的蛋白质时，细胞就会开始出错，合成失败的蛋白质和其他的细胞垃圾不断累积，细胞分裂时出错的频率也越来越高。这些问题是生存和成长中无法避免的结果，你无法避免这些问题，就像你无法避免呼吸一样。有鉴于此，动物患上癌症和其他疾病的风险也提高了，潜在地缩短了生命周期。但是从进化的角度来看，只要动物能够成长和繁殖，付出这种代价也是可以接受的。

然而，在老鼠实验中我们首次发现，低蛋白质和高碳水化合物的饮食结构可以开启长寿路径。

这让我们又回到了上一章中提到的热量限制问题。我们已经在果蝇和老鼠的实验中证明，减少40%的卡路里摄入之所以能延长寿命，原因不在于总热量的减少，真正起作用的是常量营养素的比例平衡。如果可以做到均衡摄入常量营养素，我们就不需要控制总的卡路里数量。但是，在我们针对果蝇和老鼠的实验中，我们为动物提供的食物在数量上没有任何限制。它们可以想什么时候吃就什么时候吃，喜欢吃多少都没有问题，不过它们只能吃指定的某一种食物。这种实验方法与传统的热量限制实验不同，传统实验的对象也是老鼠，但老鼠会一次性获得减量后的食物，并且立即开始进食，一两个小时之内，食物就被一扫而光，随后就没有东西可吃了。直到第二天，老鼠都不会再次获得食物。世界各地的许多研究团体都已发现，在这种情况下，这段没有卡路里摄入的时间，也就是禁食期激活了长寿系统。

所以，可以激活老鼠长寿路径的方法有好几种：可以降低饮食中蛋白质所占的比例（而不是限制摄入的卡路里总量），或者禁食，又或者将二者结合起来。

继续研究老鼠实验的数据，我们发现饮食结构不仅与衰老的生物进程相关联，还与我们之前测量过的诸多健康指标相关——葡萄糖耐量、胰岛素水平（人类2型糖尿病的指标）、血压、胆固醇和炎症标志物。你会发现，当医生给我们检查身体时，查看的也是这些指标。

在厘清了这些关联后，我们来看看下一页的图表。

请看：在摄入低蛋白质和高碳水化合物时，葡萄糖代谢的速度最快（说明身体健康），同时，低密度脂蛋白胆固醇（对身体有害的胆固醇）最低。随着进食蛋白质的增加和碳水化合物的减少，图形底部的阴影部分逐渐变成深灰色（也就是对身体健康有害）。

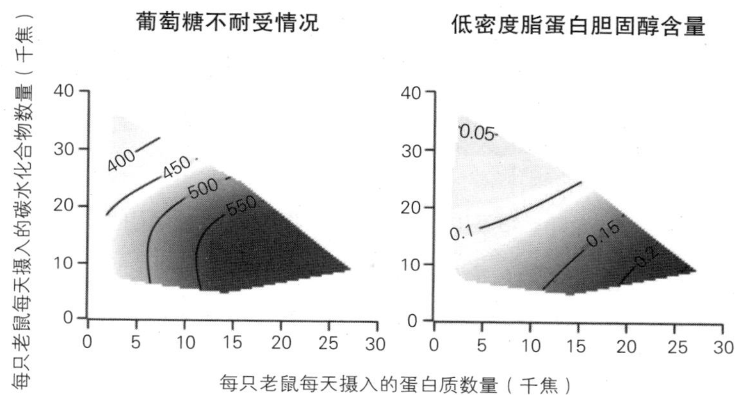


当进食蛋白质和碳水化合物比例不同的食物时，老鼠血液中的葡萄糖水平（浓度）和坏胆固醇数量（单位：毫摩尔/升）也会不同。在两幅图表中，数值较低的部分（颜色更浅的部分，代表低蛋白质和高碳水化合物的饮食）比颜色更深的部分（代表高蛋白质和低碳水化合物饮食）意味着更加健康的状态。

终生进食低蛋白质和高碳水化合物的老鼠不仅寿命更长，在衰老程度和晚年的健康指标方面，也是表现最佳。对于那些渴望健康长寿的人来说，我们的发现具有极其重要的意义。

但是，这种饮食结构有一个缺陷——你可能已经猜到了。

进食低蛋白质和高碳水化合物食物会导致老鼠体型肥胖。原因在于，以低蛋白质和高碳水化合物为食的老鼠摄入的卡路里总量高于那些高蛋白质食谱的老鼠。这就是蛋白质杠杆在老鼠身上的体现，也就是一种常见的情况：如果在饮食结构中脂肪或者碳水化合物偏高，为了获得足够的蛋白质，老鼠肯定就会吃下过量的食物，剩下的也就不言自明。这种反应在老鼠的身上并不明显，但在人类身上却足以引发肥胖。重要的是，如果用难以消化的纤维（卡路里为零）——而不是用富含能量的脂肪或碳水化合物——来对蛋白质进行“稀释”，那么虽然老鼠依旧会为了摄入足够的蛋白质而过量饮食，但会活得更长，并且也没有变得肥胖。

但是，为什么我们的身体要强迫我们以一种会引发肥胖的饮食习惯来进食呢？毕竟肥胖对身体是有害的，不是吗？

是，但也不是。

我们把比较了两类老鼠：一种是吃低蛋白质和高碳水化合物食物的健康长寿的肥胖老鼠；另一种也是肥胖老鼠，不过它们的食物是低蛋白质和高脂肪的。我们得到了重要的发现：后者的寿命更短，而且非常不健康。这意味着，我们只需要改变碳水化合物和脂肪在饮食中的比例，就能相应地获得健康或不健康的身体。这两类老鼠都为了获取更多的蛋白质而过量饮食，但比起摄入碳水化合物（至少是实验中使用的碳水化合物类型，主要是淀粉），摄入更多脂肪会引发更严重的健康问题。

所以，新的问题又出现了：良性肥胖和不健康的肥胖到底有何区别？通过与悉尼大学查尔斯·帕金斯中心的同事安德鲁·霍尔姆斯（Andrew Holmes）的共同研究，我们在老鼠的结肠中找到了线索。相比那些进食低蛋白质和高脂肪食物的老鼠，在进食低蛋白质和高碳水化合物食物的老鼠肠道中，微生物群更加健康。不仅如此，两种老鼠的体内物质在其他方面也有区别——其中包括一种由肝脏分泌的、名为 FGF21 的激素。在低蛋白质和高碳水化合物食谱的老鼠血液中，FGF21 的含量高得惊人。

FGF21 是控制蛋白质需求的重要信号。FGF21 可以提升身体对胰岛素的敏感性来促进新陈代谢健康，这意味着身体只需要制造更少的胰岛素就可以促使葡萄糖从血液进入细胞。当过量进食的时候，FGF21 也能够增加能量的消耗。这些特征对人类和老鼠都非常重要。在另一个实验中，我们与潘宁顿研究所（Pennington Institute）的克里斯·莫里森（Chris Morrison）合作，有了另一个发现：当 FGF21 的水平升高时，老鼠会专门选择富含蛋白质的食物来吃。这促使我们重新开始研究悉尼饮食实验（参见第六章）中采集的人类血液样本，实验的研究对象们也在摄入 10% 比例的低蛋白质餐食的几周内，体内 FGF21 水平显著提高。这确实是一门高速发展的学科——当我们写下这些时，一些重要论文发表了，科学家们首次发现了 FGF21 就是与蛋白质需求有关的激素，同时 FGF21 也参与碳水化合物需求的抑制。如果这一理论能得以证实，将是一项巨大的突破。

所以，正如老鼠实验告诉我们的那样，肥胖问题比我们预想的要复杂得多。在老鼠实验中，保持纤瘦体型并不等同于健康长寿，恰恰相反，我们实验里那些进食高蛋白质和低碳水化合物食物、性感苗条的老鼠是所有老鼠中最短命的。它们最终成了一具中年就早早死亡的、好看的尸体。在这些老鼠的食物中蛋白质比例偏高，而正是这种高蛋白质饮食开启了快速衰老的路径：细胞、DNA 的修复和维护机制受到了抑制，加速了衰老、癌症和其他慢性疾病的发生。

这可真是一个骗局。不仅如此，我们怀疑这种情况不仅发生在老鼠身上。归根到底，我们和老鼠在衰老和新陈代谢方面的生理基础是一样的。关于前文中描述的长寿系统和成长繁殖系统，我们和老鼠在每一个生理细节上都几乎一模一样。

通过老鼠实验，我们发现只需轻松地操控一下饮食习惯，就能得到不同的结果。这就像转动表盘一样，多一点这个，少一点那个就可以引发肥胖（无论是会导致或不会导致糖尿病的肥胖）。也可以：预防糖尿病，将生命延长到最长；增加肌肉，减少身体脂肪；预防或者促使癌症发生；延缓或者加速衰老；促进或抑制繁殖；改变肠道微生物群；激活免疫系统，以及很多很多。只通过改变食物中蛋白质、脂肪和碳水化合物的比例，我们就已经轻松地在老鼠身上完成了这些。其结果也通过图表清晰地进行了可视化，这样一来，我们就能毫不费力地为老鼠制定非常精确的健康食谱。理论上，这对于人类健康也同样适用。

通过这些年的努力，我们在学术圈积累了声誉——我们总是在做一些疯狂且大规模的饮食实验，一开始是蝗虫，接下来是果蝇，现在是老鼠。令人难过的是（你也会同意吧），我们无法在人类身上复制这种从出生到死亡都能精确控制的饮食实验。不管怎样，我们已经从果蝇和老鼠实验中获得了新的见解，现在可以转向人类饮食以及寿命有关的文献，看看其中是否有可以用上的内容。是否有迹象表明，低蛋白质和高碳水化合物的饮食结构与人类的健康长寿也有关呢？

是的，确实有。事实上，整个地球上最长寿的人口都保持着这样的饮食结构。他们都生活在所谓的“蓝色地带”，这一概念是通过丹·比特纳（Dan Beuttner）在2008年出版的《蓝色地带：向最长寿的老人学长寿》（*The Blue Zones: Lessons for Living Longer from the People Who've Lived the Longest*）一书流行起来的。与此同时，这些长寿人口还具有一些与营养无关的特质，比如拥有良好的社交关系和积极进行体育锻炼的生活方式。但有趣的是，基于我们的实验，即使只在饮食上做到常量营养素的平衡，也有可能使身体健康、延年益寿。

在住在“蓝色地带”的长寿人口中，最为著名的也许就是日本冲绳人。那里的百岁老人数量是其他发达国家的 5 倍。传统的冲绳饮食主要是红薯、绿叶蔬菜、少量的鱼和瘦肉，蛋白质含量只占饮食整体的 9%（在非粮食短缺人口中是最低的比例），碳水化合物的比例是 85%，脂肪仅仅占 6%。这正是老鼠实验中寿命最长的老鼠所具有的饮食结构。

对传统的冲绳人来说，肥胖非常少见，有一部分原因是纤维在他们的饮食中占比很高，这一点非常重要。当食谱中有了足够的纤维时，蛋白质杠杆驱使人摄入过多卡路里的功能就会受限。纤维占据了胃口，延缓了消化进程，并且为肠道微生物群提供了食物，这些过程结合起来就会延迟饥饿。这些纤维大部分存在于冲绳人碳水化合物的主要来源——红薯和其他果蔬中。

不幸的是，在如今的冲绳，人们的食谱从传统饮食转向了西式食物，肥胖和糖尿病的发病率正在上升。

另一个最近发现的例子是生活在玻利维亚的提斯曼人（Tsimane）。按现代社会的标准，他们的健康程度简直令人难以置信。提斯曼人心脑血管疾病的发病率是全世界最低的。他们的生活方式是传统的狩猎采集，辅以刀耕火种的种植业。在他们的饮食结构中蛋白质占 14%，碳水化合物为 72%，脂肪仅仅占 14%。蛋白质主要来自狩猎获取的猎物以及河鱼。绝大部分的碳水化合物来自未经加工的大米、大蕉、木薯和玉米。和冲绳人的红薯一样，在提斯曼人的植物性食物来源中有很多富含粗纤维的食物。

这些现实生活中的例子都验证了我们基于果蝇实验和老鼠实验所做出的预测，这带来了下一个重要的视点。想要理解特定的饮食结构是如何影响动物健康，包括人类自身健康时，实验是不可或缺的工具。但这只是事实的一部分，同等重要的另一部分是知道动物在现实中真正的饮食是怎样的，以及它们如何对待这些大自然提供的食物。

想要研究这些，我们需要把实验室的白色工作服高高挂起，走向野外。只有这样，我们才能理解人类饮食困境的本质：当我们从符合生物进化的营养环境中偏离时，我们是如何陷入一片混乱之中的。

## 第八章　速览

1. 我们以老鼠为研究对象进行了一场大规模的实验，在老鼠的一生中让它们进食不同比例的蛋白质、碳水化合物、脂肪和纤维构成的食物。
2. 跟果蝇一样，进食低蛋白质和高碳水化合物食物的老鼠寿命最长，并且在中晚年时健康状况最好。但是，摄入高蛋白质和低碳水化合物食物的老鼠最有繁殖潜力。

3. 低蛋白质饮食之所以能延长生命周期，就是因为激活了长寿路径，可以保护DNA、细胞和组织免受成长和繁殖过程带来的损害。长寿路径是普遍存在于生物体内的，从酵母细胞到人类都有。

4. 通过调整食物中蛋白质、脂肪、碳水化合物和纤维的比例，我们可以控制胰岛素抵抗的发生与否，预防或引发肥胖，延长或缩短寿命，促进或抑制繁殖，增加或减少肌肉量，改变肠道微生物群和免疫系统，以及很多很多。我们发现了通过调整膳食来实现各种健康目标的新方法。

# 第九章

# 食物环境

曾获诺贝尔奖的物理学家利昂·莱德曼（Leon Lederman）发现："在紧张的实验室工作期间，外面的世界消失了，自己已经完全沉迷其中。"这确实就是我们在完成蝗虫、蟑螂、果蝇、老鼠和其他动物实验时的真切体会，正是这些实验帮助我们发现了一些关于肥胖和生命周期的基本事实。

但是对生物学家来说，我们和物理学家有一个重要的区别：我们永远不能远离外部世界，因为我们所研究的物种就是外部世界中的一部分，它们在其中进化和正常生活。为什么我们在实验室中观察到的生物学现象是这样的？环境对动物来说有何意义？当人类的干预破坏了生物与环境之间古老的联结时，会发生何种问题？这就是环境的重要之处，它是我们理解上述问题的关键。

这些问题驱使大卫来到了亚利桑那州的沙漠之中，那是在

1989 年。两年后，我们一起坐在史蒂芬的办公室里，分析大型蝗虫实验的数据。大卫去沙漠，是为了研究一个特定物种在沙漠自然环境下的行为。

◆◆◆

天气越来越热，而我（大卫）陷入了自找的麻烦。

整个上午，还有此前的好几天，我一直在悄悄跟踪一只蝗虫。这可是一项如履薄冰的工作：如果靠得太近，可能会吓到蝗虫，但是如果离得太远，可能就跟丢了。所以，我的注意力必须全都集中在蝗虫身上 —— 当然我还要保持警戒，提防这片干燥土地上的响尾蛇、狼蛛、蝎子和其他威胁。在聚精会神了数小时之后，我开始注意力涣散。热浪逼人，我的嘴唇干裂，鼻孔和嗓子里都是尘土。我很渴。

随后我才意识到，在日出前不久，我把背包放在了一处灌木丛的下面。那是我最初发现蝗虫的地方，食物和水都在包里面。摆在我面前的是一个严峻的选择：如果回去拿包，我会失去猎物；如果继续跟踪蝗虫，我就会没吃没喝。

我选择继续跟踪蝗虫。

想要理解我为什么会身陷困境，以及我为什么没有做出理智的选择 —— 去取我的食物和水，首先需要了解史蒂芬和我能持续合作这么久的原因。在合作时，我们虽然各自拥有不同的技能和经验，但我们对于生物学和营养学的理解有诸多共同之处。

虽然在很多情况下，我们并不希望这是真的，但是我们都意识到，现代的科学仪器和方法虽然足够先进，但关于动物的一些事实只有通过“困难模式”才能真正了解：直接观察并且记录它们的行为。这种观察需要持续数小时，甚至数天。

为了理解蝗虫的进食行为，我们在实验室里的实验就曾经遇到过这种困难。在第一章的实验中，研究对象大约有 40 只左右的蝗虫。每只蝗虫都住在自己的半透明塑料小盒里，盒中有一些必需品：食物、水以及每餐后的休憩处。我们设定了一个定时器，每 60 秒就会响铃一次。铃声一响，就代表着是时候开始记录了 —— 从第 1 只、第 2 只、第 3 只……一直到第 40 只 —— 记录下每只蝗虫当时的行为。不管下一位值班者是谁，通常只会留 10 秒钟的时间休息，直到下一次记录开始。这种循环一直重复，一分钟又一分钟，一小时又一小时，需要记录 12 个小时甚至更久，甚至是 24 个小时，一连记录很多天。这是一项让人筋疲力尽的工作，在马拉松式的值班中，只有善良的伙伴、朋友和同事们帮我们一会儿，我们才能去照料一下自己的生物需求。

我们的实验结果证明，蝗虫的进食行为异常规律。蝗虫按照一定的周期吃饭、喝水和休息，很像我们每天周而复始的早餐、午餐和晚餐。不过，蝗虫饮食和作息的具体规律取决于环境，包括他们正在吃的食物类型 —— 这些通常是可以预测的。

但这其中有一个问题。正如许多同事提醒我们的那样，也许这些实验只能证明一点：在人为营造的环境下，蝗虫的行为也许体现出的是……人为营造的规律。在野外，有可能会发生完全不同的情况。为了发现真相，我们需要走出实验室，来到动物真正生存和进化的环境，看看在更加复杂的自然食物环境下，它们的进食是否依然规律。

“食物环境”是一个重要的概念，本书余下的几个章节都将围绕着这个主题展开。食物环境是指在一种环境下影响营养摄入的所有要素：食物的性质、种类、数量和可获得性，还有影响动物进食能力的要素。对于野外环境中的动物，这些要素可能包括：被捕食者吃掉的风险，来自其他动物的竞争，甚至还有非生物要素的影响，比如温度。

我们面临的挑战是：必须找到一种在野外环境下也能近距离观察的蝗虫，我们与蝗虫的距离必须足够贴近，在长时间不被打断的情况下记录各种细节，这样才能与我们在实验室里营造的人工食物环境进行对比。这并非易事。首先，蝗虫体型很小，绝大部分的蝗虫还善于伪装，能巧妙地融入植物背景中——它们已经进化到了不会被捕食者发现的地步，更何况是被一个比自己大几千倍的大型灵长类动物近距离跟踪。其次，当蝗虫面临威胁时，它们的反应要么是一动不动，要么是快速地跳起来飞走。再次，还有一个挑战是如何识别出我们要跟踪的个体。即使我们能紧盯目标蝗虫，而且它既没有一动不动，也没有跳走，但是它跑进了蝗虫群里，我们还能识别出它吗？前景并不乐观。

随后，一个几乎是为我们“量身打造”的机会出现了。我们的同事丽兹·伯内斯（Liz Bernays）是美国亚利桑那大学的教授，通过她的介绍，我们了解到了一种名为“西部马笨蝗”

的蝗虫，它通常被叫作“马笨蝗”（horse lubber）。“笨”这个字确实很令人期待，因为提到“笨”字，我们总能联想到大块头、笨重和笨拙——这个字眼与在野外觅食时胆小又善于伪装的小体型蝗虫相去甚远。而西部马笨蝗确实名副其实。它们不仅是体型最大、反应最慢且胆子最壮的蝗虫种类之一，还得意地长着最醒目的身体配色——黑色底配明黄色。雄性西部马笨蝗很少会飞，而雌性西部马笨蝗则完全不飞。

这种动物简直是进化成了“被人类发现”的模样，而不是像其他蝗虫一样喜欢避人耳目。不仅如此，西部马笨蝗还拥有目中无人般的神气与自信。它们这样做也是有充分理由的——西部马笨蝗体内储存着有毒的化学物质。它们进化出的鲜亮颜色和张扬步伐，就是为了传达“别惹我”这样的信息，这种组合被称为“警戒态”，常见于有毒生物中。然而有的捕食者多少有些执着或者天真，对于这些捕食者，西部马笨蝗甚至还有备选方案。它们会扬起翅膀，露出腹部鲜红的颜色作为最后的警告。遇上还不肯死心的捕食者，西部马笨蝗就会从气门（像一排舷窗一样分布在腹部两侧的呼吸器官）中释放出恶臭的有毒物质。

我收拾行囊，向亚利桑那州的沙漠进发。

当我第一次花时间观察西部马笨蝗时，并没有做任何的记录，只是单纯地观察，试图了解这种研究对象以及沙漠会给我带来哪些困难。但很快我就发现，西部马笨蝗是满足我们研究目的的完美对象，可却不是完美的蝗虫。它们缺少的是一张姓名牌，这样我就不会把正在追踪的这只和其他只搞混。

我能够成功克服这一困难，利用了西部马笨蝗的另一生理特征。傍晚时分，西部马笨蝗结束了白天的进食，爬上和人类肩膀差不多高的灌木，在这处栖身之所迎接夜晚的到来。日落后没多久，沙漠在整个白天积累的最后一缕热量就会消散，西部马笨蝗会因为太冷而无法动弹，就像冰箱贴一样粘在了栖息处。这时候，我便可以取下一只西部马笨蝗，用彩色马克笔在它身上做标记，然后再把它放回原来的位置，仿佛什么都没发生过。第二天早晨，我会赶在日出之前回到这里，被标记的那只西部马笨蝗依旧在我昨天放回去的位置，一动不动。我做好准备，只要太阳升起后西部马笨蝗感到足够暖和，它就会从灌木上下来，开始新一天的进食，这样我就可以开始新一天的记录。

孤身一人在沙漠中连续徒步 12 小时，只为了跟踪一只蝗虫，观察并写下它的一举一动，同时还要收集它吃过的每一种食物的样本以便后期辨认——这项工作需要专心到一定程度才能完成。不仅如此，这还是一个“要么成功，要么白干”的游戏。为了跟实验室中完成的实验对比，我必须要获得每只蝗虫一天中完整的进食记录。而每一次的成功都为我们打开了一扇从未见过的窗，让我们一窥蝗虫的神秘世界。反之，如果这一天的观察不够完整，那就彻底是在浪费时间——同时还必须忍受高温的炙烤，以及躲避沙漠里的危险。

看完这些，你应该更容易理解我为什么选择在炽热的沙漠里继续跟踪这只蝗虫，而不是回去拿我的食物和水。我把这只蝗虫命名为“两个红点”——根据我用马克笔在它背上做的记号。为了避免跟丢这只傻大个，我已经准备好忍饥挨饿。

最后我一共收集了12个完整的全天进食记录，这项挑战花费了整整两年，期间我连续往返牛津和亚利桑那州。但这一切都是值得的。野外观察让我们把实验室的工作与自然食物环境下的动物行为联系在一起。

通过对实验结果进行分析，我们发现西部马笨蝗在野外的进食——在它们得以进化的自然食物系统中——是高度规律的，跟处在实验室的简化食物系统下的蝗虫行为一致。并且，蝗虫进食的规律会随着食物环境的变化而改变，这一点也跟我们在实验室里观察到的完全一致。

环境因素中的一个例子就是阳光的照射强度。在我追踪西部马笨蝗的数天中，有些日子骄阳似火，有些日子则阴云密布。烈日当空的那几天，大概正午时分，西部马笨蝗会爬到树上，找到一片阴凉处休息数小时，直到气温降低（通常是下午三点左右）。随后，它们会继续进食，绝无例外。而在阴天，西部马笨蝗不会休息，它们的进食行为会持续一整天。

当我在研究阳光是如何影响西部马笨蝗的进食行为时，一个新的规律出现了。尽管西部马笨蝗在阴天似乎有更多的进食时间（因为不用躲避太阳），但实际的进食时间和晴天却是一样的。因为在凉爽的阴天，西部马笨蝗会把节省下来的时间用来行走——它们走得更远，对食物更挑剔，进食的种类也比晴天更丰富。

为什么西部马笨蝗和其他动物在野外会“挑食”呢？曾经，很多科学家认为动物此举的主要原因是避免过量摄入植物里的各种有毒化学物质，这些有毒物质是植物保护自己免于被捕食者吃掉的武器。而我们在实验室的工作则提出了另一个可能的答案：动物选择的是能提供均衡营养的饮食。然而直到数年之后，我们才有机会检验这个想法。

但这次的实验对象不是昆虫……而是猴子。

2007 年 9 月，我利用公共假期前往悉尼与史蒂芬会面。与此同时，我们还在分析李光品果蝇实验的数据（详见第七章）。这时，阿妮卡·菲尔顿（Annika Felton）联系了我们，她正在堪培拉的澳大利亚国立大学读博士。

阿妮卡为了完成博士论文的研究，深入玻利维亚的丛林之中，研究对象是濒危的蜘蛛猴。她收集了蜘蛛猴的进食数据，想知道我们是否能帮助她分析并解释这些辛苦收集来的大量数据，包括进食的数据和食物的化学信息。我们立刻就被吸引了，灵长类动物是测试动物野外营养调节行为的绝佳群体。

我们已经在实验室里证明了灵长类动物中的一种——我们人类自己——会自主调节营养摄入，同时伴随着对蛋白质的强烈需求。在第六章我们讨论过，这就是蛋白质杠杆的生物基础，并且这一发现可能对理解人类的健康具有重要意义。针对这一特点，我们想更多地了解它的起源和功能：还有哪些灵长类动物有此特点？为什么会进化出这种特点？如果我们了解了这些问题，会不会对灵长类动物的保护有所帮助？

我们还了解到，在不被打扰的自然食物系统中，灵长类动物比大多数动物都适合从它们身上收集营养调节的信息，并用于相关实验。和其他野生动物不同，灵长类动物能够学会忽略对它们没有威胁的人类观察者，这一过程叫作适应。在适应过程后，熟练的观察者们得以近距离追踪自己的研究对象，并且记录它们的行为细节，类似我们在实验室里所做的昆虫实验。

阿妮卡完成得非常出色。从清晨到黄昏，她密切地追踪着每一只蜘蛛猴，记录它们吃下的所有东西，这跟我在亚利桑那州的沙漠里跟踪西部马笨蝗的方式如出一辙。阿妮卡的记录还增加了一项：蜘蛛猴在每一餐中，吃下每种食物的数量——比如，10 个小的加上 5 个不大不小的 X 品种成熟无花果，还有 Y 品种的 6 片小叶子和 4 片大叶子——阿妮卡还收集了每种食物的样本，并拿回实验室做了化学成分的分析。想要测试野生灵长类动物的营养调节，阿妮卡的记录正是我们所需要的。不仅如此，我们后来才了解到，阿妮卡经历了许多困难和波折，才成功完成了观察，最终获得了这些与我们分享的数据。

2003 年，阿妮卡和她的搭档亚当作为国际野生动物保护协会的志愿者前往玻利维亚。他们满腔热情，致力于保护地球上的森林。在这次旅程中，探险队在玻利维亚西北部亚马逊河流域的马迪迪国家公园（Madidi National Park）发现了猴子的新物种。这可是一件大事，极少有人能有这样的经历。从另一个角度看，如果这种事情如今还能够发生，也只可能发生在马迪迪国家公园——它属于世界上面积最大的保护区，也是生物多样性最丰富的地方。这使得接下来发生的事情更加不同寻常。

给新发现的物种命名是一件趣事。科学家们偶尔会用自己的名字来给自己新发现的物种命名，但更为常见的方式是用动物特性或栖息地来命名。比如家蝇的拉丁语名字就是 *Musca domestica*——*Musca* 指的是蝇这个种类，而 *domestica* 的意思是家，反映了家蝇喜欢侵扰人类住所的习性。还有一些物种的命名是为了致敬名人。比如在 2009 年，西澳大利亚博物馆（Western Australian Museum）的科学家们就将 16 个新物种中的 11 个都冠以达尔文之名，还有一种被命名为扎帕的水母（*Phiallela zappa*）是为了致敬音乐人弗兰克·扎帕（Frank Zappa）。2005 年，几种以真菌上的黏菌为食的甲虫被命名为乔治·W. 布什（George W. Bush）、迪克·切尼（Dick Cheney）和唐纳德·拉姆斯菲尔德（Donald Rumsfeld）。（鉴于科学家们在政治上通常都很保守，这些命名确实是一种荣誉！）

鲍勃·华莱士（Bob Wallace）博士带领着阿妮卡和团队，选择了一个新路径。他们决定拍卖这次给新物种命名的权利。最终，这只猴子被命名为金色宫殿伶猴（*Plecturocebus aureipalatii*），金色宫殿（golden palace）是一个线上赌场的名字。这确实名副其实，因为这种猴子的一个典型特征就是拥有像王冠一样的金色毛发。为了享有这项特权，这家赌场花了 65 万美元。所有的款项都悉数捐出，用于保护金色宫殿伶猴的家园——马迪迪国家公园。

阿妮卡对研究灵长类动物产生了热情，并不是因为它们是我们人类充满魅力又聪明的“亲戚”，也不是因为出售冠名权有利可图。阿妮卡真正想了解的是猴子在森林生态经济中的重要角色，以及猴子是如何参与保护自己赖以生存的森林的。正如你所想象的那样，这些信息可能对保护自然有着重要的意义。

阿妮卡选择的研究对象是玻利维亚拉琼塔（La Chonta）地区的一群濒危蜘蛛猴，这些蜘蛛猴生活的地区享有林业特许权。虽然这片地区还没有受到外界打扰，但由于森林特许经营权的存在，这片森林将来也可能不复存在。正因如此，了解哪些树木是蜘蛛猴赖以为生的，以及了解其原因才显得格外重要。阿妮卡明白，只有这样才能实现可持续砍伐的同时，保护蜘蛛猴。

用“不受打扰”来形容阿妮卡选择的研究区域可能不太充分。这个地方没有卡车，没有道路，没有营地，甚至连地图都没有。在一位学识丰富的当地人和三位志愿者的帮助下，阿妮卡开始了第一项任务——找到蜘蛛猴群。接下来，他们建造了自己的大本营，又在森林中开辟出一条小路，这样才能进行后续的研究。

当研究团队第一次发现蜘蛛猴时，猴群数量差不多有 50 只，它们丝毫没有表现出欢迎的意思。由于这里的蜘蛛猴几乎没有见过人类，或者见过但并没有打算为人类改变自己，蜘蛛猴们勃然大怒，抄起树棍扔向人类，气势汹汹地挥舞着树枝，大声尖叫。研究团队坚持不懈地努力了 6 个月，用温和且小心的方式在猴群允许的范围内近距离观察。

他们的耐心获得了回报。年轻的蜘蛛猴逐渐开始爬下树，好奇地观察着眼前曾经陌生而现在已经熟悉的访客们。投掷行为和尖叫也开始减少，最后终于停止。阿妮卡和她的团队终于可以近距离地观察，记录下蜘蛛猴的进食情况，就像和猴群在同一张桌上吃饭一样。

可惜好景不长。先是阿妮卡感染了登革热。登革病毒经蚊媒传播，是一种非常可怕的疾病，其症状包括：强烈的头痛、肌肉和关节疼痛、极度疲倦、呕吐、腹泻、皮疹和牙龈出血。

在安全的文明社会，登革热都尚属严重疾病，更何况是在一个人迹罕至，连地图都没有的偏僻森林里。祸不单行，在阿妮卡刚刚康复不久，大自然又展示了它的威力。一场巨大的风暴席卷了整个森林，摧毁了营地，包括团队珍贵的饮用水储存容器。阿妮卡和团队别无选择，只能从零开始，建起了一个小型水坝来替代损坏的水箱。

就在阿妮卡对登革热和强风暴记忆犹新之时，第三次灾难又来了：这回是可怕的森林火灾。阿妮卡可不愿意再次重建营地，于是挖起了防火沟，并把营地周围易燃的灌木丛清理干净来防止火势蔓延到营地。在大多数情况下，这些工程都已经是一个挑战了。与此同时，阿妮卡头痛的症状还在继续，她推测这可能是登革热的后遗症，也可能是因为盯着树上猴群的时间太长了。她开始觉得恶心想吐——毫无疑问，这是由于她吸入了森林大火产生的滚滚浓烟。最终，阿妮卡无法再坚持，只得用无线电信号求救。救援来得正是时候：车辆在原始的森林道路上剧烈颠簸，两旁是拍打着车身的猛烈火焰。

虽然在当时看来，他们不太幸运，但第三次的危机却成了维多利亚时代诗人伊丽莎白·芭蕾特·布朗宁（Elizabeth Barrett Browning）口中的“众所周知，第三次的冒险有幸运相随”。

在森林大火持续期间，团队成员重新集结在距离森林最近的大城市圣克鲁斯（Santa Cruz）。通常，长期体验过玻利维亚丛林那种不友好的环境，重回文明世界后，人会有一种孩子般的快乐——见到陌生的人类，吃到不同的食物，享受我们平时习以为常的基本便利，比如电和自来水。但是阿妮卡却没有感到快乐，她的头痛还在持续，恶心的症状也挥之不去。于是，她决定去医院进行检查，而检查的结果却让她对那场大火永远心怀感激——正是那场大火把她从森林中救出，让她获得了医学的妥善救治。因为医院的核磁共振扫描显示，一个核桃大小的肿瘤像致命的寄生虫一样，正在阿妮卡的脑子里逐渐变大。三天后，她就回到了澳大利亚立刻准备手术（因祸得福，治疗非常成功，阿妮卡的研究生涯得以继续）。

从阿妮卡首次进入森林到火中逃生，已经过去了 15 个月。在此期间，她不仅经历了一系列挑战，还成功地记录了完整的 38 天的蜘蛛猴进食数据。在 2007 年，当我们坐在一起研究这些数据时，我们并不知道阿妮卡为了收集这些数据曾付出了多少艰辛，但是，我们立刻就发现了这些数据的价值。

为了理解阿妮卡的记录，我们首先需要了解蜘蛛猴以什么为食。它们的食谱很丰富：成熟的、未成熟的水果，植物的花朵、嫩叶和老叶，涵盖了不同种类的食物。在所有食物中，它们对一种成熟的无花果格外偏爱，只要发现了就会吃。

阿妮卡自然会好奇为什么猴群如此钟爱这种无花果，所以，她深入地研究了这种无花果的营养成分。存在着这样一种可能：无花果中含有蜘蛛猴食物环境里所缺乏的、高浓度的某种营养物质——就像我们在摩门蟋蟀身上看到的一样，后者甚至不惜自相残杀来获取宝贵的蛋白质。但是，对于灵长类动物来说，它们并不会缺乏蛋白质，因为在它们生活的森林里，蛋白质唾手可得：植物嫩叶中的蛋白质含量丰富，而热带森林也从不缺少嫩叶。这样看来，脂肪或碳水化合物很可能是蜘蛛猴迷恋这种无花果的原因。但是和蜘蛛猴没那么喜欢的其他几种水果比起来，无花果的脂肪和碳水化合物含量却并不算高。

随后，阿妮卡发现了一件有趣的事情。蜘蛛猴最爱的无花果并不是每天都有的，在无法获得这种无花果的日子里，猴群会吃下很多不同的食物。尽管没有一种食物的营养成分和无花果一模一样，然而这些不同的食物加起来却总是（几乎是完完全全）跟无花果的营养成分一致，蛋白质、脂肪和碳水化合物的比例相同。

结论似乎显而易见——蜘蛛猴之所以喜欢吃这种特别的无花果，正是因为它含有的常量营养素达到了最理想的平衡。当无法获取这种无花果时，猴群由于某种原因知道了自己应该吃哪些食物的组合，结局是依然获得了营养均衡的饮食。这项研究和此后很多关于灵长类动物的研究都清楚地表明，营养均衡并不局限于实验室的研究中，大自然中的灵长类动物也能平衡营养摄入。阿妮卡的发现还带来了重大的实际利益。这种无花果名为"玻利维亚无花果（*Ficus boliviana*）"，它不仅是蜘蛛猴的最爱，也受到了伐木工人的追捧。这些新发现可能有助于玻利维亚当局意识到保护这些树木的重要性。

还有另一个问题——也是让我们最为兴奋的一个问题——这需要通过阿妮卡的数据来验证：如果既没有最爱的玻利维亚无花果，也没有合适的其他食物组合，蜘蛛猴如何才能实现自己想要的常量营养素平衡？在同等条件下，我们已经知道了人类的反应：不断进食，直到满足蛋白质需求才会停止。正如我们在第六章所见到的，人类可能会摄入超量的脂肪和碳水化合物（进食低蛋白质饮食时），或者摄入的脂肪和碳水化合物太少（进食高蛋白质饮食时）。那么，生活在野外的蜘蛛猴是否也是如此？

结果当然分毫不差。蜘蛛猴的行为跟我们在实验室里见到的其他物种完全一致，包括人类。它们摄入的蛋白质数量始终保持稳定，而为了保持常量营养素的平衡，脂肪和碳水化合物的摄入量随之变化。这一发现着实令人兴奋。这是第一次在非人类的灵长类动物中发现与人类相同的营养调节表现——蛋白质优先模式。

这一发现意义深远，但是却并不意味着这种均衡饮食的能力是所有灵长类动物共有的，可能其他的灵长类动物，或其他任何物种都没有这种能力。

这正是我前往乌干达丛林的好时机，我的朋友兼同事杰西卡·罗斯曼（Jessica Rothman）是灵长类动物营养生态学的专家，我们在那里一起研究了山地大猩猩的数据。一年中有 4 个月，山地大猩猩都能吃上富含碳水化合物的水果和富含蛋白质的叶子，这让它们能够达到理想的膳食平衡比例——蛋白质占比是 19%。在剩余的 8 个月里，水果极其稀少，山地大猩猩被迫选择了“全树叶”饮食，蛋白质含量达到了 31%——这一比例比任何食草动物都高，已经和犬类的饮食一样了（详见第五章）。

如果这些山地大猩猩跟人类还有蜘蛛猴一样，那么在没有水果吃的 8 个月里，它们应该继续按照蛋白质的目标比例进食，这样的结果就是，比起有水果吃的 4 个月，这 8 个月山地大猩猩摄入的脂肪和碳水化合物更少。

但是，它们没有。相反，山地大猩猩摄入了过多的蛋白质以保证自己摄入富含能量的、充足的脂肪和碳水化合物。这个结果很有意思。现在我们知道，在野外，不同的灵长类动物达到营养均衡的策略是有区别的——蜘蛛猴的反应和人类相似，而山地大猩猩的表现则大相径庭。

为什么山地大猩猩在这方面如此不同？经过在实验室里对昆虫和其他动物的研究，可以给出一种可能的答案。我们已经发现，和山地大猩猩有相同表现的物种都是捕食者（食肉动物），它们膳食中蛋白质的比例都很高。捕食者，也就是食肉动物，它们以肉为食，而山地大猩猩在一年中的 8 个月里都只能以叶子为食，这些叶子的蛋白质含量很高，以至于它们膳食中的蛋白质含量（31%）是人类正常摄入值（大约 15%）的 2 倍，是蜘蛛猴正常摄入值（大约 10%）的 3 倍。

食谱中的蛋白质含量如此之高，让食肉动物和山地大猩猩面临着同样的挑战：必须要摄取足够的脂肪和碳水化合物才能满足自身对能量的需求。正如我们在第七章见到的那样，如果这两种常量营养素摄入量不足，会引发严重的问题，包括种群数量的下降。所以毫无疑问，食肉动物和山地大猩猩都以自己的方式来调节常量营养素的摄入：摄入目标量的脂肪和碳水化合物才是第一要务，即使这样会导致蛋白质摄入过量。

◆◆◆

通过对比人类、蜘蛛猴和大猩猩，一个重要的信息浮出水面：即使是同一种群的动物，进化出的营养需求也不尽相同——正如我们研究的几种灵长类动物——一切取决于食物环境。接着，补上拼图上重要一块——甚至是很多块——的机会在2012年到来了，我和杰西卡受邀在美国体质人类学协会（American Association of Physical Anthropologists）的会议上发表论文，会议在俄勒冈州的波特兰市举行。

当时我住在新西兰，距离波特兰十分遥远，但我却非常渴望这次长途飞行，原因之一是杰西卡已经安排好让我和她的朋友兼同事叶林·沃格尔（Erin Vogel）见面。我们计划见面后商讨一下合作，了解叶林正在研究的动物的营养选择。这种动物就是野生婆罗洲猩猩（红毛猩猩）。

那时，叶林已经收集了大量的数据，包括大约50只红毛猩猩的成千上万个小时的观察记录。这些数据每天都在持续积累，收集历经数年。也许这是我们进一步理解自然食物环境下蛋白质作用的绝佳机会。

加里曼丹岛（婆罗洲）寸步难行。研究团队必须凌晨四点左右就离开营地，深入漆黑的森林中。有些地方太过泥泞，唯一合理的移动方法是在事先放好的木板上走。就在我们到达前不久，研究团队曾看到一条巨大的眼镜王蛇在我们进入森林的第一条木板路上爬过。而同样是在这条路上，研究团队还见过一次云豹。

大多数情况下，我们沿着头灯散发的狭窄光束前行，准确地知道自己去向何方。这是因为，前一天追踪的红毛猩猩在停止进食，开始筑巢过夜时，我们已经用GPS标出了精确位置。

第二天早晨，天还没有亮，我们就来到了红毛猩猩睡觉的巢穴，这跟我在亚利桑那州研究西部马笨蝗的情形很像。我们必须蹑手蹑脚，以免吵醒在树上睡觉的红毛猩猩。接着，我们在沼泽上方选定的树之间挂起可移动的吊床，静静地躺在黑暗中，直到猩猩醒来。这是不可多得的珍贵瞬间：听见森林慢慢苏醒，就像过去千百万年间一样。在温柔的雨丝中，树梢的颜色慢慢由黑变成灰色，随后再变为绿色。

树上的动静通常伴着潮湿树叶上抖落的水滴从天而降，这个时候，我们就知道今天的工作开始了。只不过谁都不知道接下来会发生什么。有时候，过了很长一段时间红毛猩猩也没有任何动作——既没吃东西，也没动地方。我们就利用这些时间在吊床上休息，继续等待。有时候，红毛猩猩会开始进食，我们就需要全神贯注，记录下它们的一举一动。有时，红毛猩猩会离开原地，通常是去寻找另一个食物来源。

这时候就需要我们的快速反应了，于是大家赶紧收起吊床，重新装好背包，跟上红毛猩猩的步伐。红毛猩猩可是在树上移动的专家，它们对木板和小径毫无敬意，为了跟上它们，在地面上的我们步履维艰。

有一天，我和肖欣·阿拉维（Shauhin Alavi）一起在森林中进行观察记录。他是叶林指导的博士生，不在沼泽森林追踪红毛猩猩时，还参加过跆拳道比赛。尽管他身手矫健，但还是和我一起接受了猩猩的考验。

起初，我们以为这一天不过是在“办公室”里工作的普通一天。我们要跟踪的那只红毛猩猩名叫朱妮（Juni），她醒来后吃了早餐，随后在附近晃荡，稍作移动，接着又吃了点东西，继续溜达，一直没有远距离移动过。这种情形持续了好几个小时。等待让我饥肠辘辘，于是我打开了午餐。而当我刚要开吃，朱妮突然开始冲着某个目标迅速移动起来。我们急忙收拾起食物和吊床，紧跟着朱妮。过了一会儿，朱妮在一棵树上停下了，我们也随之停下脚步。漫长的等待似乎又要开始了，我再次打开了午餐，而就在此刻，朱妮又跑走了。这样的情况重复了好几次，让我们颇感沮丧。没想到，更糟糕的事情还在后面。

下午两点半左右，朱妮再次离开。这一次，她没有任何停下来的迹象。我们已经没有木板路可走，为了追踪朱妮，我们被迫离开小路，走过沼泽地，跨过那些倒下的树木，穿过密集的灌木丛，那里面长满了剃刀般锋利的树叶和荆棘。有好几次，我踩进差不多到膝盖那么深的泥里，不得不先把脚从靴子里拔出来，再把靴子从沼泽中拽出来，才得以脱身。

两个多小时后，朱妮终于停下，开始在同一地点徘徊。此时，我们的手都已经割伤，胳膊也划破了，袜子上全都是泥，大雨已经渗进了我的防水服，浑身都湿透了。至少现在朱妮终于可以安顿下来，为即将到来的夜晚筑巢吧。我们也可以返回营地，检查是否有水蛭附着在身上，擦干身体，吃顿晚饭，再为第二天进入森林做一些准备工作。

然而，我们没有那么幸运。朱妮还在踌躇不前，她看起来好像要搭一个窝，开始了接着又放弃了，打算在另一处再筑新巢。当她终于安顿好时，森林已经像我们进入时一样漆黑一片，让人感觉仿佛回到了几天之前。朱妮似乎想向我们这些在加里曼丹岛沼泽森林里追踪红毛猩猩的挑战者传达最后的信息。而我们也已经清晰明了地收到了这条信息。

一切付出都是值得的。当我们把这些观察记录转化为营养摄入量，再用几何图查看时，那些看似混乱随意的进食——这会儿吃树叶，那会儿吃水果，停停走走——所有的行为都是合理的，尤其是当我们把这些数据和叶林已有的更大规模的数据结合起来时。叶林的数据来源于坚持数年的收集，追踪的红毛猩猩数量达到几十只。

每一天，不管我们观察到了什么——红毛猩猩吃了多少树叶和水果，它们行进了多少路程或者去往何地——有一件事始终如一：每一天，它们摄入的蛋白质数量都是保持恒定的。在几天、几周、几个月和几年的时间里，数量差异较大的是脂肪和碳水化合物的摄入量。但这些数量差异的变化也有规律可循：当食谱中水果较多时，蛋白质的摄入量自然不够，于是红毛猩猩就会吃下较多的脂肪和碳水化合物；当食谱中水果较少而树叶较多时，它们摄入的脂肪和碳水化合物就比较少。

在红毛猩猩身上，我们同样看到了“蛋白质主导”的进食行为，和人类一模一样。而我们也强烈怀疑，正是这种倾向导致了人类普遍的肥胖问题。红毛猩猩可以帮助我们更多地了解人类自己吗？想要回答这个问题，我们首先要确定红毛猩猩摄入的脂肪和碳水化合物是否会导致肥胖。它们会将摄入的营养物质以脂肪的形式储存起来，还是直接排出体外？如果是以脂肪的形式储存，那么为什么要这样做？

可能现在你已经意识到，研究中——尤其是在野外时——充满了各种挑战。想在不打扰野生红毛猩猩的前提下，测量它们的体重或者体脂含量，这也是一项挑战。但是，灵长类动物学家们很清楚该怎么做，以下就是他们的做法。

进行观察的研究者会携带一种特殊的科学仪器，和大部分由工程师发明的科学仪器不同，这种仪器是由在野外工作的生物学家自己发明的。仪器是由一根长长的、前端是分叉的杆子和一个干净的塑料袋组成，塑料袋就挂在前端的两个分叉上。在观察期间，动物偶尔会停下来一动不动，一股金色的清澈尿液从它们在树上的栖息处滴下来。这时候就需要快速的反应力和注意力了。不过有了经验之后，通常就可以用塑料袋收集到新鲜的尿液样本（离开动物身体后只接触了纯净空气的尿液）。收集到的尿液样本立即被转移到小型的无菌塑料容器里，带回实验室分析其中的关键化学信息，因为动物在不同的生理状态下，尿液中释放出的化学物质浓度也不一样。

其中有一种叫作C肽的化学物质，是测量细胞从血液中吸收葡萄糖并以脂肪形式进行储存的指标。在医学上，这一标记物被用于评估胰腺中生产胰岛素的细胞功能，而胰岛素是一种促使脂肪细胞从血液中吸收葡萄糖的激素。另一种类的化学物质叫作酮。酮衡量的指标则恰好相反：为了获得能量，身体燃烧了多少储备的脂肪。在人类身上，当你忍饥挨饿，或者吃那些几乎没有碳水化合物的减肥餐时，身体就会燃烧自身的脂肪，酮就会升高。

我们的化学信使们讲述了一个引人入胜的故事。当水果的数量充足时，红毛猩猩的食谱自然就富含能量，尿液中C肽的水平就会升高，而酮的数值低——它们把充足的碳水化合物以身体脂肪的形式储存起来。在另一种情形下，水果稀少，红毛猩猩的食谱由富含蛋白质的树叶组成，尿液中的酮含量就会达到很高的水平——这就意味着在这段时间，它们会使用储存的脂肪来获得能量。这说明，能量摄入的变化确实与红毛猩猩的体内脂肪有关，这一点和人类是一样的。

从社会生态学的角度来看，红毛猩猩体内的这种规律非常合理。在加里曼丹岛的森林里，水果的可获得性难以预测。有时候，水果过于充足，但有时候又过于稀缺。面对这种不确定性，红毛猩猩的对策是在能够获得脂肪和碳水化合物时尽量摄取，难以获得时就以身体脂肪为生。当然，树叶是一直源源不断的，红毛猩猩依靠树叶来确保自己的蛋白质需求得到满足。

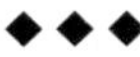

从亚利桑那州沙漠里的西部马笨蝗，到蜘蛛猴，再到山地大猩猩和红毛猩猩，研究动物在自然食物环境中如何觅食带来了挑战和兴奋，也同样带来了收获。首先，这些研究表明在简化、高度规律的实验室条件下产生的营养调节，在动物的野外进食中同样具有重要的作用。

其次，研究还表明，想要理解营养，我们需要知道需求是如何与动物所生存的食物环境产生关联的。正午的高温减少了西部马笨蝗进食的种类，但不会减少进食的数量；山地大猩猩生活在水果匮乏的森林，它们摄入过量的蛋白质，以保证自己能够从脂肪和碳水化合物中获得足够的能量；蜘蛛猴和红毛猩猩始终保持恒定的蛋白质摄入量，允许脂肪和碳水化合物随水果的可获得性而改变——我们也是这样。

这些发现怎样才能帮助我们理解并改善人类自己的营养状况？这个问题我们会在接下来的三个章节进行探讨。

## 第九章　速览

1. 食物环境指的是生存环境中影响饮食和营养的所有要素——可获得的食物种类和数量，以及影响动物摄食的其他因素。
2. 在自然食物环境中研究动物非常重要，因为这让我们能够理解那些在实验室观察到的特性（例如动物对蛋白质的强烈需求）在动物的日常生活中是如何作用的。
3. 在自然食物环境中，人类的野生灵长类兄弟选择的食物组合提供了营养均衡的膳食。当自然环境变化影响了食物的可获取性，灵长类动物无法获得营养均衡的饮食时，它们就进化出了应对营养不均衡的对策。
4. 红毛猩猩已经适应了森林栖息地里由于水果的可获得性变化而导致摄入碳水化合物和脂肪变化的自然环境。不管水果是否容易获得，红毛猩猩对于蛋白质的强烈需求能确保它们摄取的蛋白质不多也不少。而当水果数量充足时，红毛猩猩就会吃下大量水果，在身体中以脂肪的形式储存能量，以此度过水果匮乏的时期。

5. 那么，当动物适应的食物环境发生了永久性的变化，又会发生什么？

# 第十章

# 食物环境的改变

2018 年 9 月的一个工作日，即便对一名见多识广的田野生物学家来说，也是意义非凡的一天。体力的消耗只让我感到欣快和愉悦，我带着敬畏，凝视着广袤无垠的原始风景。空气稀薄，但冷冽清新，像人造纯银一样的光线带着阳光的金边。

我已经在不丹的喜马拉雅山行走了四天。在过去的两个小时，我冒着雨、冰雾和雨夹雪，沿着陡峭的岩石路前行。步伐已经变得机械化了，必须小心地迈出每一步，因为这取决于我的肺能够从稀薄的空气中获得多少可怜的氧气。目光所及之处，只有眼前的一段潮湿小路，右侧山峦竦峙，左侧是被浓雾包围的陡峭悬崖。除了自己沉重的呼吸声和登山靴踩着页岩的嘎吱声以外，四周悄无声息。不过我对周围环境的感受偶尔会被即将登顶的兴奋所驱散。

但是，对于登顶后会遇到什么，我也有些惊惶不安。过去的几天中，我曾数次仰望着翻滚的瀑布裹挟着薄雾从山上倾泻而下。强烈的风让水变成雨，夹着雪，还包围着身处其中的人。有时候，我又见到暴雪从山顶被风卷起，好像镰刀在狂风中挥舞。夜幕快要降临，四周的能见度变得很低，而我还有很长一段路要走。一个念头在我脑海中始终挥之不去：在这样的天气下，情况很快就会变得糟糕。

但实际情况却并非如此。就像是事先写好的剧本一样，脚下的路坡度渐缓，随后变得平坦。在过去的几个小时中，这条小路第一次向下方倾斜。这时雨夹雪也停了，雾散了，映入眼帘的是在茫茫大地上徐徐飘扬的褪色破旧经幡。我和两位不丹同事伦多普·达钦（Lhendup Tharchen）和索南·多杰（Sonam Dorje）都感到喜出望外。他们两位都是登山行家，同时也是满腔热忱的摄影师和经验丰富的博物学家。他们告诉我，能够在这个险恶的山口看见如此清晰的美景，实属罕见。我们到达的时机恰到好处。

◆◆◆

大卫前往不丹的原因很简单。通过上一章，我们已经很清楚食物环境的作用——在决定生物以什么为食这件事上，食物环境起到了一半的作用。另一半取决于生物自身的需求以及它们为特定食物环境进化出来的其他生理机制。我们人类所面临的营养危机会不会正是因此而产生——食物环境改变的速度比我们适应的速度要快？如果的确如此，也许我们可以从其他物种的身上获得经验，解释为什么人类现在的饮食方式有害健康。

想要验证这一假设，我们首先需要理解人类的食物环境是如何改变的。

我静静地驻足观察。在眼前约 90 米的地方，山脊变成了起伏的高原。植被在寒冷的秋日里枯萎，高原仿佛锈迹斑斑，只有一个呈现出蓝绿色的心形湖泊，但湖水很快就会结冰。穿越狭长的山谷地带，我们身后是巨大的碎石斜坡。在岩石峭壁的顶峰之下，斜坡由于潮湿散发着银色的光泽。目光所及之处，还有被雪覆盖的山峰直插云霄，此刻天空明澈，这些山峰好像某种神秘怪物的牙齿。

我从未见过这样的风景。但是，从一方面看，这里的风景跟亚利桑那州的沙漠、乌干达的雨林、加里曼丹岛的潮湿森林以及我曾经深入过的其他地方别无二致。它们都是食物环境。我们开始了解在这里生活的一种不同寻常的灵长类动物所面临的挑战，而这种动物就是我们人类自己。

想要理解这里的人类，我们需要追溯到数百万年之前。那时，人类还没有进化，所有的灵长类动物都过着猴子、山地大猩猩、红毛猩猩，还有灵长类动物学家现如今研究的其他非人类物种差不多的生活。

其中，有一件事我们无法忽略：这些物种的食谱呈现出惊人的相似。尽管蜘蛛猴、山地大猩猩和红毛猩猩在调节营养摄入的方式上有所区别——蜘蛛猴和红毛猩猩把蛋白质放在第一位，而山地大猩猩并没有——但三者的食谱基本相同，主要由富含碳水化合物的水果和富含蛋白质的树叶组成，只是营养元素的比例有所不同，一年中食用的特定时间不同，或者在不同年份有不同的规律。

这说明，这些灵长类动物的饮食在数百万年间基本上都保持不变。蜘蛛猴、山地大猩猩和红毛猩猩最近的共同祖先大概生活在四千万年前，也许它们共同祖先的食谱跟这三个物种现在的饮食是一样的，也和我们如今研究这些物种的近代祖先相同。

这是否说明灵长类动物是一成不变的，无法改变自己的饮食？不，已经有很多例子证明事实并非如此。有的灵长类动物从水果丰富的热带迁徙到水果稀少的地区，比如亚洲的温带森林，它们就成功地改变了自己的饮食。跟自己生活在热带的亲戚一样，这些灵长类动物还是以树叶为食，但是它们的食谱中已经没有了水果，取而代之的是富含碳水化合物的种子，比如橡子。许多灵长类动物也会将蛋白质丰富的动物作为食物，尤其是昆虫。大部分情况下，昆虫对于灵长类动物食谱的贡献是非常小的，甚至可以说微乎其微——这不是因为灵长类动物不喜欢昆虫，而是因为它们捕捉到的昆虫数量严重不足，无法满足自己对蛋白质的需求。但还是有例外：因为小型灵长类动物对蛋白质的需求量小，所以这些灵长类动物还是能够找到足够数量的昆虫来满足自己适度的需求。

还有其他一些例外：有的灵长类动物并没有经过长时间的进化而改变食谱，比如当它们从热带森林迁徙到温带森林或发生体型变化时，相反，它们的改变是极快的。其中一个例子就是马赛马拉国家公园（Masai Mara National Reserve）里的狒狒，它们放弃了原本的正常饮食，转为食用旅游度假区厨房的残羹剩饭。另一个例子是加勒比海岛圣基茨岛的绿猴。这些猴子并非圣基茨岛的“土著居民”，而是伴随着17世纪的奴隶贸易来到岛上的。其中一些猴子逃到了野外，在这座热带天堂里迅速发现了数量庞大且汁水丰富的芒果。没过多久，它们的运气更是好上加好：绿猴发现，在这座岛上生长的一种竹子状的庄稼内富含纯糖。随后，它们的食谱更加灵活了。没有人知道这是如何发生的，但不知为何，绿猴开始对一种圣基茨岛的甘蔗制品爱不释手——朗姆酒。

很明显，灵长类动物的食谱是灵活的，而且可以很快适应新的环境。那么，为什么还有诸多灵长类动物的食谱数百万年来一直未曾改变？原因是这些灵长类动物极少会遇到改变的机会——它们生存的环境基本没变，或者在很长一段时间里变化极其缓慢。

对我们人类来说，年复一年地生活在相同的环境里，这听起来可能有些无聊，甚至索然无味——这能有什么进步？但这样的情形有一个重要的好处。这让灵长类动物的生理机制能够极好地适应自己身处的食物环境——就像红毛猩猩能够适应长期没有水果的条件，并且生存下来。当然，这样也有坏处。当食物环境发生变化时，灵长类动物此前的生理机制可能就不知道该如何应对。当附近的度假区开业后，马赛马拉国家公园的狒狒因为吃了人类剩饭而变得肥胖，并且患上了糖尿病，同时还伴有其他健康问题的出现，包括高胆固醇。圣基茨岛的绿猴现在嗜酒如命，只要游客一转身，它们就会偷走游客的酒。

◆◆◆

回到我们人类自己。大概在 300 万年前的某一时刻，一个前所未有的灵长类动物进化出来了 —— 第一个人类物种，或者说是严格意义上的人属。虽然细节缺失，但可以确定的是，气候变化带来的非洲环境的变化是最重要的原因。气候变得更加凉爽干燥，天气也更加复杂多变。这些变化影响了我们远古祖先的栖息之所，这种影响不仅是直接的，还通过改变其他物种产生了间接影响，其中就包括他们所吃的食物。气候变化推动了食物环境的变化，而进化也对此做出了响应。

最初，环境的急剧变化造成了一定的损失。当时，有很多人类物种已经进化出来，尽管其确切数量我们现在无从知晓。但几乎所有这些人类物种 —— 准确地说除了其中一种 —— 全部都灭绝了。环境变化的速度远超了他们的适应能力。

幸存者家族迎难而上，用一种巧妙的办法来应对不断变化的环境。他们发现，想要对付快速的变化，最好的对策就是用更快的速度去改造环境。可以这么说，他们学会了以牙还牙。

事实可能正是如此。和其他的人类物种相比，我们的祖先到底有何不同？这已经很难说清楚，也许，并不是某一个单一的特点——而是一系列相互关联的变化组合在一起。不过，人类学家们普遍认为，有两个因素起到了主导作用：对火的使用和制造石器工具。

石器并非人类独有，其他的灵长类动物也会使用石器。生活在巴西、长着络腮胡子的僧帽猴就会用石头敲开坚果的硬壳。僧帽猴的做法非常巧妙：先把坚果放在石质砧板上，再精心选择一块锤子形的石头，朝着坚果猛砸。但是，没有任何物种使用过火。

石器和火都是掌控食物环境的最重要的技术。目前，我正在与圣保罗大学的帕特里夏·伊萨尔（Patricia Izar）合作，探询络腮胡僧帽猴为什么要费尽力气砸开坚果。而我们找到的答案是完全值得的——坚果提供了丰富且平衡的营养。人类的祖先也是如此，最初使用石器也是为了获取营养——狩猎和准备食物。

哈佛大学理查德·兰厄姆（Richard Wrangham）的一些研究证明了烹饪对于改善早期人类饮食的重要之处。兰厄姆提出了“烹饪假说”——他认为，对火的控制是我们的祖先进化成人类的关键转折点。火永久地改变了饮食，提供了全新的食物环境，我们的生理机制也随之适应。

不管人类得以生存的原因是什么，有一件事是明确的：火和石器的结合赋予了人类改变食物系统的能力，而这是生物史上其他物种从未实现的。最初，这种转变是积极的。我们祖先利用自己的聪明才智所创造的饮食和营养环境，可以说是最初的“伊甸园”。

或者，我们可以将其理解为多重环境。在旧石器时代，人类的饮食种类丰富且有益健康：纤维丰富的蔬菜、块茎和水果，野生瘦肉富含有益人体的、高比例的多不饱和脂肪，而不利于健康的饱和脂肪则比例很低。在一些以狩猎和采集为生的部落，在他们的饮食中脂肪和碳水化合物最多占总卡路里摄入的 70%，这意味着蛋白质的贡献大概有 30%，被认定为高蛋白饮食群体。而典型的现代人食谱中，脂肪和碳水化合物的比例达到了 85% 或更多，与旧石器时代的人类相比，现代人摄入的蛋白质只是祖先的一半。新的研究表明，其他的狩猎采集人口同样如此，摄入的蛋白质比例较低，而碳水化合物的比例较高。抛开蛋白质和碳水化合物的差异不谈，前农业时代的人类祖先们的饮食有一个共同之处，他们的食谱都由天然食物组成，富含微量营养素和纤维。

旧石器时代遗留的古代人骨骼表明，当时的人类身材高大、脂肪不多、肌肉发达且非常健康，极少存在营养不良的情况。尽管如此，我们还是要小心，千万不能把旧石器时代想象得有多浪漫，更不要试图复制他们的饮食结构。当时的人类平均寿命很短，大多数人都死于分娩、受伤和传染病。还有证据表明当时存在着致死性的暴力行为，包括用重物击打头部和割破喉咙——这是人类使用工具的邪恶一面。在这样的世界里，只有极少数人能享受到自然老死的特权，高蛋白质饮食和短寿命之间的关联也就没有今时今日那么明显。不仅如此，现在的我们和从前相比也完全不同了，这一点我们稍后会讨论——我们的一些营养需求发生了变化。

虽然没有人知道明确原因，但在大约 12000 年前，在现在的伊朗和伊拉克边境线一带，人类的食物环境开始再次改变。最初，人们甚至没有察觉到有什么重要的事情正在发生。在某一天，居住地周围的植被可能与上个月、去年或者上一代的植被有所不同。人们收集来用于果腹的植物种子偶然掉落在营地周围，落地生根，长成的植物密度更高，而那些不太受欢迎的植物则变得稀少。那些从遥远地方采集的植物逐渐淡出了人们的食谱。当这些微小的变化在几代人的时间里不断累积，重大转变再次发生，改变了人类的食物环境。这是一次巨变。也是一次永久性的改变。

人类开始有意识地种植可食用的植物，并清除其他的植物。他们逐渐减少了觅食，而是更加依赖自己培育的作物。随后，这一改变也影响了动物——人类不再狩猎，而是驯化和放牧野生动物群，这些动物也适应了这种全新的生活方式。培育植物，驯养动物，我们人类也从以狩猎和采集为生过渡到以农耕为基础的生活方式。

这些变化快速蔓延，起初在中东地区，即如今的叙利亚、约旦、以色列、巴勒斯坦和土耳其东南部广为传播，随后传遍了整个欧洲。此后的数百年间，世界各地都有类似变化在不同的地区独立发生——非洲、亚洲、巴布亚新几内亚、澳大利亚，还包括美洲。农耕被世界各地的人们独立地，而且是一再地创造出来。

很明显，在当时农耕是一种受欢迎的生活方式。但这其中的原因目前尚不明确。我们知道因为出生率的提高，人口增加了，与曾经的狩猎采集生活相比，人类的生活也更加稳定。但是，大多数人的日常生活仍然没有改善，相反，在许多方面比以前更糟了，这确实让人大跌眼镜。

虽然有些细微差别，但总体而言，早期的农业社会严重依赖几种基本食物，大部分是富含碳水化合物的谷物，这些谷物的微量营养素含量很低。人类丧失了多样性的食谱：富含碳水化合物的谷物提供了更多的卡路里，野生的食物越来越少。人类变矮了，早期农业社会留下的诸多遗骸表明，当时的人类营养不良，并且患有源自饮食习惯的疾病，包括龋齿。不仅如此，还有一些人患有退行性关节病变，说明早期的农民们寒耕热耘，生活艰难。

与此同时，人口密度增加，人类与家养动物、害虫、野兽的距离更近了，例如老鼠，这使得传染病大流行的风险加剧，其中就包括结核病、梅毒和瘟疫。此外，生活在农业食物环境中的人类依赖于少数几种庄稼和家养动物，他们在饥荒面前简直不堪一击。饥饿的幽灵始终笼罩着人类，从未远离。

不过，随着时间的推移，农民的生活有了起色。社会逐渐形成制度体系，技术不断进步，人类种植的物种也更加多样——动物产品的产量增加了，农民抵抗饥饿的能力提升了，他们的饮食也趋于健康。新的食物环境成熟了，人类和他们的动植物邻居已经适应了这种环境。

对环境的适应通过两种方法得以实现。第一，文化知识的创新帮助人类改良饮食实践和食物加工技巧，从而适应农业型食物环境。有许多例子可以证明这一点，其中一个就是奶牛牧场的起源。牛奶中含有一种特殊的糖类——乳糖——在动物王国的其他地方都不存在。乳糖不能被肠道直接吸收，婴儿时期的哺乳动物首先要利用乳糖酶将乳糖分解，变成更小的糖才可以吸收。但是，哺乳动物通常只在婴儿时期分泌乳糖酶——这意味着，过了这个时期，它们就不能再喝奶了，如果再喝，就有一些不太舒服的结果，比如腹泻和严重的胃胀气。

早期的奶农学会了用各种方法来克服这一问题。一种方法是利用细菌将乳糖发酵成乳酸，这样就能被肠道吸收，成为营养成分。这样做的好处很明显：发酵后的牛奶提供了源自动物的丰富营养物质，也可以不必杀死动物。时至今日，我们吃到的许多乳制品都是被细菌“提前消化过的”，包括酸奶和一部分奶酪，从某种程度上说，酸奶油也是如此。

为了获得丰富的食物来源，早期的农民不仅采用了细菌发酵和其他的培育方法，依据达尔文的自然选择过程，甚至一部分人类进化了，在婴儿时期之后也具备了产生乳糖消化酶的能力。这种情况至少在农业历史上独立发生过两次——一次是在现在的匈牙利地区附近，另一次是在非洲。即使这两次进化事件彼此独立，却有相同的结果——与其他的哺乳动物不同，进化后的人类可以终生拥有消化牛奶的能力——因为他们的基因发生了不同的突变。

这并不是基因变化帮助人类和其他物种适应农业食物环境的唯一例子。我们曾在第五章提到了另一个例子，产生淀粉消化酶的基因复制了——帮助家犬更好地适应了食用人类富含淀粉的残羹冷炙。啮齿类动物（大鼠和小鼠）、猪和其他以人类残羹剩饭为食的物种也都进化出了这种消化淀粉的基因。

像这样的生物和文化上的适应，确保了人类可以像在旧石器时代狩猎采集的环境中一样，在新的农业食物环境中“如鱼得水”。人类再次回到了“伊甸园”——而这次是由我们自己创造的。

不过，事情再次有了变化。这正是伦多普、索南和我前往不丹攀登喜马拉雅山的原因。

我们此行的目的是了解林芝人[①]后代的生活方式。林芝人也被叫作“lagungsum gi mi”，意思是“高原上的人”。林芝人属于一个更大的半游牧牧民群体，他们的生活方式经历了人类食物环境的所有历史阶段，从狩猎采集阶段一直到成功的农耕阶段。

大约 3 万年前，以狩猎采集为生的人们开始迁徙，来到了亚洲中部一片广阔的高海拔地区——青藏高原。青藏高原的面积超过 250 万平方千米，平均海拔大约是 4300 米，是地球上最大也是最高的高原——这也是它被称为“世界屋脊”的原因。在这片新的栖息地里，这些古代的迁徙者遇到了一大群类似野牛的动物。这些动物长着可怕的角，身上浓密的毛好像垂

---

① 生活在尼洋河和雅鲁藏布江流域的新石器时代晚期的古人类，其遗骨和墓葬于 1974—1975 年在拉萨市郊区和林芝地区出土。——编者注

下来的毯子，几乎就快碰到地面，巨大的尾巴也是毛茸茸的。雄性体长差不多有 4 米，肩部高约 2 米，体重超过 900 千克。放在今天，任何理智的人都会格外小心地观察这些动物。但是在当时，古代人却把这当作千载难逢的机会。当地的石刻艺术记录下了这些戏剧性的场景：狩猎者常常离这些动物太近，以至于随时有被踩踏和被牛角顶伤的危险。这些生物就是野生牦牛，至今仍然有一部分生活在青藏高原上。

随着时间的推移，个别牦牛或牛群变得没有那么野性，并且开始与人类产生更紧密的联系。也许，这是因为它们还是小牛犊时就被人类抓获，随后在人类环境中长大，抑或是天生如此。不管原因究竟如何，在这个新环境中，人类提供的家养生活对牦牛有所裨益，它们的进化也开启了新的篇章。随着牦牛的进化，与牦牛相关联的狩猎采集文化也在改变。

5000 年前，人类中的一个族群——羌人与牦牛产生了不可分割的联系。牦牛为人类提供了肉、奶、毛皮、大块皮革和粪便，用于生火、施肥，并参与运输以及人类其他形式的劳动中。作为回报，人类也保护着牦牛，使它们免受捕食者的伤害，享用最好的牧草。雄性牦牛还拥有了交配的机会，不必和野生牦牛一样，先要与其他竞争者进行暴力的捉对厮杀。牦牛完全变成了家畜，羌人也从狩猎采集者变成了牧民，依靠牦牛为生。在牦牛被驯化的过程中，发生的进化方面的变化包括体型变小，性情也更温和。最近的一项研究表明，被驯化的牦牛与其野生祖先在基因上有 209 处不同，其中一些就与驯化行为有关。

在随后的几百年中，放牧牦牛的生活方式在亚洲的高海拔地区逐渐普及，这其中就包括喜马拉雅山脉。在那里，放牧的时机因季节变换而显著不同：在春天，牧人会带着牦牛来到高海拔地区，享受新生的茂密植被，放牧人就住在牦牛皮制成的帐篷里，通常还有狗来保护牦牛，避免它们受到雪豹的伤害。在秋天，夏季草场的牧草开始发黄结冰，气温也变得不适宜人类生存，牧人和牦牛就会回到位于低海拔地区的家园。牦牛对于生活在高原上的人而言无比重要，以至于他们会把牦牛称作“藏族人的黄金”和“山地机器”。

当我们前往不丹的喜马拉雅山脉时，正好赶上牧民们年度迁徙，而且恰好能见证迁徙的两个阶段。在上山的路上，我们经过了一些还住着人的夏季帐篷，那里是高海拔地区，不适宜人类生存的温度还远未出现。那天，我们爬上了山口，那里湿度很大，雾气昭昭，接着被热情的牧民请进了帐篷，帐篷里的牧民家庭三代同堂。他们请我们吃了新鲜的牦牛奶酪，这些奶酪风干后干净整齐地挂在绳子上，像一串珍珠一样，吃的时候取下来。（这些牧民的祖先并没有进化出终身消化牛奶的能力，所以他们必须要依靠发酵技术来消化牛奶，比如做成奶酪。）

那天的晚些时候，我站在高高的山口上，在仿佛镀了一层银边的光线下凝视变成褐色的植被和即将结冰的蓝绿色湖水，另一个牧民家庭刚刚从这里的夏季牧场离开。我们要前往他们的冬季住所，今晚就要在那里过夜。一路上，我感觉自己并不仅是登上了 5000 米的喜马拉雅山脉，还穿越了几千年的时光。

离开山口还不到一小时，眼中看到的一切就开始提醒我这里的自然是多么野性。一只牦牛的骨架散落在地上，上面还连着新鲜的肌腱，场面像是凶杀现场的法医证物展示。我们离开原本的道路，前往相机点——那里设置了一台用于野生动物研究的防水设备，如果相机前有动物移动就会触发快门进行拍摄。几个月前，索南把这部相机放在了野外。当我们查看照片时，立刻发现了杀害这头牦牛的凶手——一只雪豹。相机在夜间记录下了它的影像，在夜视相机的电子光线中雪豹的身体折射出变幻的蓝光。此时此刻，我比以往更加理解为什么这些神秘又难以捕捉的动物有时会被称为“山中幽灵”。

数小时后，我们到达了当天的目的地。穿过一群牦牛，来到了一座坚固的石制房屋旁，屋前小溪潺潺。房屋从墙壁到屋顶都由山石建造，闪闪发光的银色波纹钢板是房顶的主要结构，钢板垫着山石，从下面向上看基本看不到。房子的前门两侧摆着特制的架子，用来风干牦牛肉条。屋内的地面是由宽大的粗制木板做成的，天花板也如出一辙。厚重的房梁支撑着结实的天花板，房梁上挂着一排排串起来的牦牛奶酪，房屋中央有一个小火炉，燃料就是牦牛粪。附近有另一个石头房子，那是加工乳制品的地方，再远一点，还有一间小型石头房子，里面是一个旱厕。

那天晚上，我们围着火堆坐成一圈，虽然筋疲力尽，但是温暖而满足。众人一起先喝茶，后吃饭。餐食包括牦牛肉、大麦和放满辣椒的蔬菜，也谈论了不少话题。从谈话中，我得知这家人的女儿有经商许可。她年轻漂亮，英语流利，刚刚和丈夫一起放弃了城市生活，回归了传统的生活方式。当我问及原因时，她解释道，她更热爱简单安静的生活，喜欢与家人居住在山里。

我还了解到，这栋石头房子是最近才修葺过的，起因是去年夏天的一件事。当时，这家人住在山中更高海拔处的夏季牧场，一家人都住在帐篷里。有一天一只熊撕破了帐篷顶部，击穿了天花板，将整个家弄得一片狼藉。现在这栋房子安装的新的不锈钢板，周围的石头，还有厚重的木地板式天花板都是为了防止“熊出没”事件再次发生。

最重要的是，我了解到这一串串牦牛奶酪不只是看起来像一串串珍珠，实际上，对于山地人民来说牦牛奶酪是如珍珠一般珍贵的赖以生存之物。椽子上悬挂的一串串奶酪，除了一小部分用于支撑一家人度过冰天雪地的严冬以外，大部分都会放上马背，经过数天穿越群山，抵达最近的交通枢纽，接着再被送往乡镇和城市，在市场上销售，最终换来现金。

两天后，我们来到了满载奶酪的马匹与现代世界的相遇之处。我们在此处的见闻与之前 8 天长途跋涉的经历形成了鲜明对比。一间破败不堪的小型储藏室被皱皱巴巴的铁皮包裹着，门楣上威风凛凛地挺立着一根约半米长的木雕阳具。储藏室外，一群马匹正在休息，身上还裹着毯子，带着马鞍，准备返回山中。一堆牦牛奶酪被小心地放置在马群旁边，紧邻着一条刚开辟的泥泞小路，路面还没有铺装，一辆拖拽原木的黄色平路机停在一边。道路两侧的斜坡上都是施工留下的新鲜印记。我了解到，阳具在这里不是粗俗的涂鸦形式，而是一种重要的文化符号，当地人认为阴茎可以辟邪。

当接我们的四轮驱动汽车抵达时，车上装着一箱箱的农产品，准备由马队驮进山里。车辆先卸货，再装上几大包牦牛奶酪，这些奶酪陪着我们回到了山谷里的廷布镇（Thimphu）上。

我在一旁默默注视着这些运来的农产品被分发，装在了马背上，包括一袋袋的粮食、蔬菜、瓶装油、整包的糖、盐和茶叶——当山区人热情款待我时，拿出的正是这些东西。新到货的还有那些包装得花花绿绿的高糖和高脂肪食品——比如饼干、方便面和薯片——包装上印着花里胡哨的照片，照片上的人们在微笑着享受这些食品，还有熟悉的整箱包装的易拉罐饮料。

我们沿着泥泞湿滑的道路蜿蜒前行，穿过了地球上现存老虎数量最多的栖息地，途中我不禁回想起刚才的见闻。想到那些高糖、高脂肪的加工食品和饮料正在进入山区的路上，我不禁感到非常不安。在过去的 8 天中，我体验了当地人艰苦的生活，理解正是这些美味食品、饮品丰富了他们的餐桌，给人们带来快乐，并且当人们最需要能量的时候，这些食品和饮品还能够快速提供能量补给。这种情况其实很常见，因为山区人口总是在从事体力劳动，并且常常身处低温环境中。不仅如此，这些零食还很便宜，再加上与富含水分和纤维的水果和蔬菜相比，零食的重量轻，携带也方便。但是我清楚地知道，这类食品正在摧毁全球的食物系统，是人类文化和健康的一场浩劫。

我并不是一个迷信的人，但是在那一刻，我真心希望那个半米长的木雕阳具能起到些作用，保护这些山中的居民，否则他们那拥有 5000 年历史的、田园牧歌般的健康生活将会迅速地消亡。

◆◆◆

然而两个月后，我在太平洋的一座小岛上，亲眼目睹了我最害怕的事情变成了现实。我和我的朋友兼同事——来自新喀里多尼亚大学的奥利维尔·加里（Olivier Galy）以及来自悉尼大学的科林·卡罗德（Corinne Caillaud）一起，前往了利富岛（Lifou）。利富岛是洛亚蒂群岛中的一座岛屿，位于西南太平洋新喀里多尼亚的东海岸。我们来是为了跟部落的宗戈一家人一起生活，体验当地人的家庭生活方式和食物传统。但是，在那里我们却观察到一个不祥之兆：当地人的生活方式开始瓦解，食物系统被摧毁，并且岛上的原始环境也开始遭到破坏。

当我们从租来的汽车里走下来，踏进了宗戈一家人的住处时，仿佛走进了一座热带天堂。宗戈家的狗热情地跟我们打招呼，兴奋让它的脸有些扭曲。放眼望去是一片郁郁葱葱的草坪，种植着热带果树，草坪另一头是一间简单而温馨的房屋，外面包裹着一层鲜亮的绿松石色的波纹铁皮。檐廊上，一对年逾六旬的夫妻正站在那里，他们体格健美，面容俊朗，洋溢着健康幸福的神采。他们就是我们此行的东道主——皮埃尔·宗戈（Pierre Zongo）和娜奥米·宗戈（Naomi Zongo）。

宗戈夫妇先带我们来到了住处，一座传统的圆形茅草屋。走进矮矮的门，屋内是一个完整的空间，正中央矗立着一根庞大雄伟的木头柱子，一圈原木制成的椽子支撑着木柱。椽子由木质檩条相互连接，形成了一个伞形的稳定结构，支撑着茅草屋顶。屋顶下是一圈矮墙，建造方式跟屋顶差不多，茅草从屋顶垂到地面，如同一张剪裁整齐的毯子。

屋内正中间的柱子旁边就是一个火炉，经年累月地烧火，四周早已被烟尘熏得漆黑。空气中弥漫着火焰、泥土和木头混合的味道，看上去是土色的，跟苏格兰的单一麦芽威士忌差不多。虽然墙壁和房顶已经是漆黑一片，但是地板上的手编席子却五颜六色，上面就放着我们的床垫。这些房子都是由部落成员为部落集会等特殊场合而建造的。能住在这里，让我觉得十分荣幸。

第二天早上的早餐都是新鲜食品：刚做好的酸奶，附近树上刚摘的椰子做成的椰丝，配上木瓜和蜂蜜。吃完早饭，我们来到了宗戈家的花园。花园面积很大，土质肥沃，我们从棕色的土地里挖出了山药和土豆，还摘了一大堆新鲜蔬菜、香草和热带水果，品尝了野果和像野草一样长在蔬菜地里的红宝石色小番茄。我们还了解了娜奥米和皮埃尔是如何把边缘锋利的珊瑚用作地上的屏障，保护庄稼免受鼻涕虫的入侵的。这些珊瑚就像体育场上的白色标志线一样。他们还把空的塑料汽水瓶放在花园四周的金属篱笆上，瓶子发出咔嗒咔嗒的响声能驱赶野猪。

到了中午，我们享用了午餐，今天的菜式名为“bounga”，是一种美味的卡纳克菜肴，食材全部来自当地——山药、甘薯、芭蕉、椰奶和新鲜的鱼。所有食材都用一张巨大的香蕉树叶包上，放进传统的烤炉里烤上几个小时。这种烤炉是在地上挖的一个坑，里面是炽热的岩石。我已经见证了食物中蔬菜的来源，下面我要去体验亲手捕鱼。

午饭后，我们帮助保罗·宗戈（Paul Zongo）准备好钓鱼的小船，随后就出海了。皮埃尔和娜奥米的儿子保罗是一名博士，正是他的项目让我们来到了新喀里多尼亚，他是这个项目的首席研究员。出发前一天，我曾在附近一处海滨浮潜，所以心中对此行的经历有所预期。即使离海岸很近，那里的水域也充满生机。尽管能见度不佳，但没未游出去几分钟，就看见了一只海龟，之后还看到了一群远洋鱼类、一只怪异的红色带刺狮子鱼以及大群的彩色小鱼，它们像五颜六色的纸屑一样围着珊瑚礁游来游去。

距离我们开船处不到几百米的地方，水深达到了 90 米，再往前没多远，深度比刚才又深了 300 米。这时我们就来到了此行第一站，海底是一片大型珊瑚礁群的海域，这片珊瑚礁名为庇护礁。庇护礁从海底凸起，形如山峰。这样的深度和结构就像磁铁一样吸引着鱼类。这片海域果然没让我们失望。

到达后没多久，经典的一幕就出现了：大鱼围着我们拖动的鱼饵打转，浪花飞溅。保罗大喊并指着一只强壮有力的鲯鳅，只见它轻快地跃出海面，试图吃掉鱼饵，但是失败了。鲯鳅的第二次尝试就没那么幸运了。保罗把船停下，我拖上来一条 16 千克的鲯鳅，在午后的阳光下，鱼儿闪烁着金色和蓝色的光芒。没过多久，我们又钓上来一条大鲹鱼。

随后，我们向岸边航行，在更浅的珊瑚礁处用鱼叉捕鱼。纵身一跃跳进水里后，我立刻意识到这次浮潜经历肯定会非常特别。昨天浮潜时，海水因为海滩上的沙子而变得浑浊，我只能偶尔瞥见身边的生物；而今天却截然不同，海水透明清澈，生机盎然。在第一潜时，当我向下进入这片海底世界，一条大型礁鲨从我身边自信地游过，它神态自若，好像一艘核潜艇。但是我注意到，这条礁鲨有一点烦躁，我想这可能与捕猎有关。很快，我就见到了更多只礁鲨，感到似乎有什么事情正在发生。

我和礁鲨在海里徜徉了一会儿，给它们拍了照片，随后朝着保罗和奥利维尔游去，他们的船驶向了开阔的海面。船停下了，在一处礁石中间宽阔又深邃的水路附近等待着，大量的鱼聚集在此，抵挡着湍急的水流。突然，两只犬齿金枪鱼游过，好像一对长着牙齿的鱼雷。但是，在这里等待捕猎的不只是我们，还有礁鲨。我曾经出于研究需要去过澳大利亚大堡礁的蜥蜴岛（Lizard Island），当时的经验告诉我，如果想在正在捕食的礁鲨附近用鱼叉捕鱼，需要当心一点。礁鲨极少攻击人类，但它们会毫不迟疑地夺下鱼叉上挣扎的鱼——以及任何挡住它们去路的东西。但保罗对这片海域非常熟悉，他用鱼叉捕获了一条鲹鱼，拖到小船上，今天的捕鱼就结束了。

当我们起锚准备离开时，发现了礁鲨躁动的原因。距离我们刚才捕鱼地方的不远处，有三个年轻人在铁皮船上捕鱼。他们是当地部落的人，也是保罗的朋友，在为下一周的传统葬礼捕鱼，这些鱼是参加葬礼的吊唁者的餐食。船上有一个大箱子，里面装着岩礁鱼类——正是他们的捕鱼活动惊扰了礁鲨。其中一个人举着一条体长接近男子胸宽的大鱼。这条鱼从中间被撕成两半，就像接受了手术一样，伤口是一道平缓的弧线，前后两片躯干仅靠脊骨连接。很明显，这是被礁鲨咬过。

我们把钓上来的那条大鲹鱼和保罗用鱼叉捕获的鲹鱼送给他们，当作葬礼的一点心意。随后我们经过庇护礁，返回陆地。返程时，太阳的光线变成了橘色，海水也变成了墨蓝色。奥利维尔也抓到一条鲯鳅，大小和我之前拖上船的那条差不多，而科林抓到的是一条沙氏刺鲅，长得很像梭子鱼，是海洋中的捕食者。

夕阳西下，沉入了地平线，我们沿着航道航行，我坐下来思考刚才发生的对话。在利富岛外的海域，几乎没有商业捕鱼——我们所看到的都是维持生计的捕捞，比如给家庭提供食物，给部落提供婚礼和葬礼等仪式活动所需的鱼类。利富岛附近的海域水产丰富，如果现在的捕捞方式不改变的话，这无疑是可持续的，并且能无限期地延续到未来。但如果捕捞方式发生改变，商业捕鱼船队来到这里，试图把这片丰饶之海变成现金，那么健康的田园式传统生活的丧钟也随之敲响——现在，这种生活方式已经受到威胁了。

第二天，我们亲眼目睹了这个问题。利富岛的中心是一个叫作威（We）的小镇，在那里，我们见到了海岛生活的另一种样貌。当我们走进超市想选购一些补给品时，发现货架上摆满了花里胡哨的加工食品——方便面、饼干和罐头装的加工肉类，这些还仅仅是其中一部分。这让我想起在喜马拉雅山区穿越那片野生虎的领地时，那些驮着垃圾食品进入不丹群山中的马队。最让人震惊的是，超市里根本没有任何新鲜食品。我很好奇，这几天在宗戈家里吃到的新鲜蔬菜和鱼都去哪儿了？

我开始想也许还有一个专门出售新鲜食品的菜市场，但真实情况是这样的市场一个也没有。随后，我们去参观了一个蔬菜合作社。合作社成立于几年之前，专门向镇上的居民出售家庭菜园里富余的菜蔬。这里的蔬菜区也几乎是一片荒芜，货架上虽然有山药、土豆和甘薯，但除了几个南瓜和一棵孤零零的卷心菜，这里见不到任何绿色、橘色、黄色或红色蔬菜的影子。合作社的经理友善地解释了其中的原因——因为家庭的蔬果种植大多只是为了满足自身以及一些仪式场合的需要，并不会种植太多。所以镇上的人们开始转向加工食品，也就是我们在超市货架上看到的那些。这些加工食品虽然价格便宜、美味可口，但是却会带来灾难性的后果。

既然有了新出现的加工食品，掌握家庭种植果蔬或是捕鱼技巧的孩子越来越少了。进口加工食品的份额正在逐渐增加，人们的腰围尺寸在增长，患糖尿病和其他饮食相关疾病的人数也在增长。

在不丹，我们见到了同样的事情正在发生，只不过不丹还处在早期阶段——加工食品才刚刚进入当地人的传统饮食。到目前为止，在这些牦牛牧人中还没有出现肥胖，部分原因是他们获取这些加工食品的渠道仍然是受限的。那里没有商店或者自动售货机，这些加工食品只能从马背上进入山区。但是在利富岛，这里不仅船只往来方便，甚至还有自己的机场，获得加工食品简直毫无困难——从 2010 年起，超重和肥胖人口增加了 13%。现在，当地有超过 80% 的成年人受到超重和肥胖的困扰。同样，在不丹那些交通更方便的市镇，肥胖人口数也在上升，加工食品正是从那些市镇出发被运往山区的。

这两个国家正处于一个进程的早期阶段，这个进程已经摧毁了美国和澳大利亚这样的国家，同时也在全球范围内不断发生着——这就是“营养变迁”（nutrition transition）。建立在农耕和狩猎基础上的传统食物环境正在瓦解，取而代之的是那些由化学家和食品技术人员设计的食物。这些食物迎合了人类的口味，随后经过大批量生产，再运送到地球的每一个角落。其后果通常是相同的：与传统饮食方式相关的技能后继无人，而患上肥胖和相关疾病的人口与日俱增。

加工食品为什么会引发这些问题，又是如何引发这些问题的呢？我们在昆虫、灵长类动物和其他物种身上所做的工作能否帮助我们回答这一问题？这就是我们下一章要讨论的内容。

## 第十章　速览

1. 当食物环境永久改变时，动物进化出了新策略来适应已经改变的环境。但如果改变来得太快或过于极端，就会引发物种健康状况不佳、早夭甚至灭绝的危机。
2. 人类利用文化手段改变食物环境的过程分为几个阶段：掌握火的使用、发明工具、从狩猎采集生活向农耕转变，以及最近发生的食品生产的工业化和食品分配的全球化。
3. 在世界的各个角落，全球化让不健康的工业化食品取代了传统的健康饮食，过去几十年来发达国家的情况正是如此。
4. 工业化食品究竟是如何影响人类健康的？

# 第十一章

# 现代食物环境

有一个奇怪的事实：想要看清楚真相，最好的方法是先要转移一下视线。这正是我们为研究对生物而言最重要的食物环境所做的努力。

三十年来，我们在实验室里观察了蝗虫、蟑螂、猫、狗、水貂和其他无数种动物；在野外研究了西部马笨蝗、蟋蟀、猴子和猩猩；我们登上高山，前往偏僻岛屿，只为见证数千年来的人类历史与现代世界的碰撞。

回过头来研究我们人类自己，关键问题比任何时候都要清晰：当人类已经有能力创造出自己想要的任何食物环境，为什么我们创造出了如此多不健康的营养物质，还带来了疾病、死亡、失衡和环境退化？

与此同时，一些答案也开始浮现。

◆◆◆

当我们开始探索现代的食物环境是如何变得有害时，一封邮件让我们迈出了重要的一步。那是在2015年，大卫收到了一封来自巴西的电子邮件。发信人是圣保罗大学的卡洛斯·蒙泰罗（Carlos Monteiro）教授，他是著名的公共卫生营养学专家。我们早就听说了卡洛斯教授及其团队的研究，还曾经在论文中引用。卡洛斯发邮件告诉我们，他读过我们那篇研究人类与宠物之间进食习惯关联的论文，并且发现这篇论文与他的研究内容有关。

卡洛斯一直在研究全球范围内不同类型的食物与肥胖之间的关系。研究首先在巴西开展，随后又扩展到了美国和其他许多国家。这些研究揭示了一个明确的规律：人们吃下的“过度加工食品”越多，肥胖问题就越严重。而且，我们已经知道，肥胖问题越普遍，糖尿病、心脏病、中风、某些癌症和过早死亡的状况也就越常见。

那么什么是严重危害我们身体健康的“过度加工食品”？简单来说，我们在上一章里提到的那些进入不丹境内喜马拉雅山区的包装食品，还有田园牧歌般的新喀里多尼亚利富岛上，那些超市货架上摆放的花花绿绿的食品都属于过度加工食品。

但是，面对一个如此繁复又重要的问题，我们需要的可不只是简单的解释。我们需要了解过度加工食品和其他食品加工形式的区别——很多加工方法不仅对人类健康没有丝毫危险，有些甚至还有益健康。这正是卡洛斯教授和同事们的切入点。

他们设计了一个系统，根据加工的层级区分食物种类，识别出哪些加工食品会威胁到我们的健康。这一系统被称为NOVA。在这个系统中，根据加工的性质不同，食物被分为四个类别。

第一组食物被称为NOVA一类，包括未加工食品和经过简单加工但仍能保留大部分成分的食品。加工过程包括晾干、粉碎、烤制、煮沸、巴氏灭菌、去掉不能吃的部分或者采用真空包装。NOVA一类的食品其主要加工目的就是延长食物寿命，让保存的期限更长久，并且在吃的时候更加方便。比如，巴氏杀菌奶、奶粉、罐装或冷冻的蔬菜、未添加盐的烤坚果和晾干的豆子。

与一类不同，NOVA二类不是天然食品，而是一些烹饪配料，用于准备过程、烹饪过程或用于调节口味，其中包括脂肪类，比如黄油和其他油脂；糖类和关联产物，比如枫糖糖浆；还有盐。这些配料绝大多数都需要通过机械加工才能生产，比如精炼、提纯和压榨；而盐的制作工艺是开采盐矿和蒸发。

NOVA三类包括各种加工食品，但是还没到“过度”的程度。这个分类下的食品其实是给NOVA一类的未加工食品或者最低程度加工食品添加了NOVA二类的烹饪配料，例如脂肪、糖或者盐，再用瓶装或罐装方法保存，有时还会用到发酵。这种加工方法的目的是延长NOVA一类食品的保存期限，并提升适口性。NOVA三类食品的例子有很多，比如铁罐或者玻璃罐装的豆类、蔬菜和水果；罐头装的鱼类；添加了盐和糖的坚果；盐腌、风干或烟熏的肉类；还有新鲜的传统奶酪和面包。

我们对前三类食品的处理方式都不陌生。有些方法可以追溯到几千万年前，那时，第一个人类物种还没出现。在上一个章节，我们已经见证了人类的远房亲戚是如何使用NOVA一类的方式来处理食物的——长着络腮胡的僧帽猴用石头工具去掉坚果的壳。对僧帽猴来说，带壳的坚果是无法食用的。

NOVA二类和三类——提炼烹饪配料并添加到未加工的食品中，以便延长保存期限——这种做法的历史要比NOVA一类的加工历史短得多（当然也有一些隐秘的例外，不过仅限于人类）。尽管如此，NOVA二类和三类的加工方法也已经存在了很长时间。考古学家发现了古代人榨取橄榄油、制作奶酪和熏制培根的证据，证实这些行为在数千年前就已经出现了。2018年，在以色列的一处洞穴内发现了13000年前人类酿造啤酒的遗迹。同年，在约旦一处距今14000年的狩猎采集遗址内也发现了烧焦的面包屑。很明显，我们加工食物的历史由来已久——甚至比农业的出现还要早。所以，NOVA前三类的食物不可能是我们现代营养灾难的幕后黑手。

所以，真正的凶手出现了，也就是NOVA四类——过度加工食品。

它们出现在历史上的时间并不长，是源于工业机械化的大规模发展。当从纺织品到钢铁，从蒸汽机到最终的汽车，所有的东西都实现了机械化生产时，过度加工食品也随之问世。也许这并不是一个巧合，在差不多同一时间，第一本讲述减肥的书籍也出版了——威廉·班廷（William Banting）在1864年出版的《关于肥胖的公开信》（*Letter on Corpulence, Addressed to the Public*）。在书中，班廷向公众推荐了低碳水化合物饮食。这本小册子迅速成为畅销书，两年内印刷了六次，销量达到 50000 册——这在当时可是惊人的数字。很明显，肥胖问题在公众的心中挥之不去，与此同时，过度加工食品也成为维多利亚时期食物环境的一个特征。

那么，NOVA 四类的食品包括哪些呢？这些食物广泛使用了工业加工程序，有时候甚至不应当视作食品，而是“过度加工产品”。它们是工业化的产物，跟油漆或洗发水没有差别，只是为了迎合消费者的味觉，而不是为了装饰性美学需要或者个人健康。通常，制造过度加工食品首先要用大型机器把天然食品分解为各种成分，例如淀粉、糖类、脂肪、油、蛋白质和纤维。这个过程的原材料大部分都是工业化种植的高产作物，例如玉米、大豆、小麦、甘蔗或甜菜，还有集中养殖牲畜的肉碎或者肉泥。与其他物质混合之前，有些加工过的原材料还要经过化学修饰，包括水解（一种化学分解方式）和氢化（添加氢原子）。在这个过程中，新出现的产物还要再经过额外的工业化程序，例如预炸、挤压和塑形，随后再加入化学添加剂，从而延长其保质期限，改变口感、风味、香气和外观。其中许多的添加剂都不是来自农业，而是来自石油工业或其他工业。

你可能会觉得这太过骇人听闻以至于不像是真的，但真相的确如此。举一个过度加工食品的例子：颇受欢迎的冰激凌。

全球石油巨头英国石油公司在 2016 年 8 月 17 日出版的杂志中刊登了一篇文章，文章的开头这样写道：“冰激凌、巧克力、油漆、洗发水和原油之间有何共同点？答案是：它们背后的科学。”

这篇文章介绍了属于英国剑桥的英国石油公司多相流研究所的跨学科团队进行的研究——工业生产过程中的共通问题，这些问题存在于石油生产和其他商品——油漆、洗发水、巧克力（另一种过度加工产品）、冰激凌的生产过程中。从科学角度看，召集不同学科的研究者在一起探询重大问题是一件好事。这种做法跟我们在自己的研究机构——悉尼大学查尔斯·帕金斯中心所采用的方法一样，目的是研究那些导致肥胖、糖尿病和心脏病在现代人之中流行的原因。

石油、洗发水、油漆和过度加工食品工业的共同点不仅在于它们的目的——并非想改善人类饮食，而是更高效地生产商品或是讨消费者的欢心。在目的和利益以外，这些产业的共同点甚至还包括用相似的原材料和加工工艺去解决生产中的问题。

举个例子，冰激凌其实能用奶油、糖、水果或者其他调料在家制作，然而让我们来看看大规模生产的商品冰激凌的配料：乙酸苄酯——常用于生产肥皂、洗涤剂、合成树脂和香水，同时还是塑料和树脂的溶剂；十七碳醛——也用于染料、塑料和橡胶生产；丁醛——提取自燃料丁烷，用于药品、杀虫剂和香水的制造；胡椒醛——曾经被医院用来控制头虱；乙酸乙酯——胶水和洗甲水的原料之一。配料表还有很长很长。

而且，商品冰激凌在我们食谱中的角色并不是无足轻重的。2018 年，美国人总共吃掉了约 200 吨冰激凌，平均每个人吃下了 6 千克。还有更令人担心的——冰激凌只是含有上述成分的过度加工食品中的一类，其他过度加工食品还包括大规模生产的糖果、巧克力、蛋糕、面包、比萨、薯条、早餐谷物、沙拉酱、蛋黄酱、番茄酱和其他很多食物。

2018 年，澳大利亚销售的包装食品中有 61% 都属于 NOVA 四类。2016 年，新上市的食品饮料有 21435 种之多，其中的大部分都是过度加工产品。想象一下，这些奇怪的化学成分混合在一起，进入了我们的身体里。

这些化学物质是否对人体有害？这是一个重要的问题，但也是一个复杂的问题。部分是“可能有害”，而部分是“肯定有害”。比如，在 2018 年 10 月，美国食品药品监督管理局宣布了禁用的 8 种食品添加剂，这些食品添加剂都曾用于对过度加工食品进行人工调味。而根据动物实验的结果，这些添加剂都是致癌的。这些物质是二苯甲酮、丙烯酸乙酯、丁香油酚、二甲醚、月桂烯、长叶薄荷酮、吡啶酮和苯乙烯（这到底是什么食品配方！）。第一种物质二苯甲酮，甚至禁止在接触食物的橡胶中使用。此刻，当我正在写作时（2019 年 6 月），甚至在你读到本书时，这些化学物质很可能仍旧大规模地应用于食品供应中，因为法律在两年后才会生效，眼下这些添加剂仍旧是合法的。你甚至无法发现哪些食物包含了上述添加剂：食品制造商无须在配料表上提供具体的添加剂名称，只要标明“人工香料”就可以。

“人工”意味着这些添加剂不会出现在自然状态的食品中，这很明显，因为这些食品本身就不是源于自然的——它们是工业化生产出的过度加工食品。虽然在 NOVA 一、二、三类食品中，某些食物天然含有部分化学物质，例如月桂烯存在于很多植物中，包括野生百里香、大麻、欧芹和啤酒花。但在工业化生产的食品和香水中添加的化学物质却通常不会来自植物，而是通过化学方式合成的。分子结构相同，其来源却不同。烹饪中使用的很多香料植物都含有丁香油酚，例如丁香、月桂叶、罗勒和肉豆蔻。

这些例子告诉我们，虽然有的化学物质存在于自然界，但这并不意味着它们就是安全的。事实上，很多天然的化学成分，包括月桂烯和丁香油酚，都是为了“不安全”才进化出来的。植物体内产生这些物质，就是为了阻止食草动物把自己吃掉。

反过来，有些添加到食物里的化学物质虽然名字听起来挺吓人，甚至还可用于消灭头虱、生产油漆或者塑料，但这也并不代表它一定是有毒的。例如乙酸异戊酯。在冰激凌、糖果、蛋糕和其他许多种过度加工食品中，乙酸异戊酯都是一种添加剂，用于模仿香蕉的味道，但乙酸异戊酯还是一种油漆，同时也是漆类溶剂和鞋油的添加剂。你肯定觉得有点厌恶吧。然而这个化学物质还能为某些啤酒增加美妙的水果风味，即便是在德国——一个颁布了《啤酒纯净法》的国家，规定在啤酒酿造过程中，除了水、谷物、啤酒花和酵母，禁止使用其他任何物质。啤酒中的乙酸异戊酯由酵母自然产生，是发酵过程的副产品。乙酸异戊酯还和其他化学物质一起，让香蕉拥有了独特的风味。如果我们禁止在冰激凌中添加乙酸异戊酯，那是不是也应该禁止啤酒和香蕉？不管是人工添加到冰激凌中，还是通过酵母进入啤酒，或者是香蕉自然合成的，说到底，都是拥有同一种分子结构的物质。

以上所描述的只是添加剂的一种使用场景，在某些情况下，加工食品的生产者逾越了另一道边界——在生产出来的混合物中加入经过人工改造的分子。一个臭名昭著的例子就是反式脂肪。从植物中榨取的不饱和油脂原本是健康的，但一旦经过我们前文提到的氢化过程（加入氢原子），反式脂肪就出现了。这样做的原因之一是让价格较低的液体油脂可以凝固，从而代替黄油，生产出口感酥脆的食品，例如比萨、酥皮糕点、微波炉爆米花和甜甜圈。使用这种方式改变健康油脂，不仅可以延长油脂本身的保质期，也可以让使用这类油脂的过度加工食品的保存期限也延长。

不幸的是，虽然这些酥脆食品的保质期很长，但是吃下这些食品的人却并不会因此长寿。健康专家们一致认为，工业反式脂肪是所有食品中毒性最大的脂肪。根据世界卫生组织的估算，全世界每年有 50 万人死于反式脂肪引发的心脏病。部分高收入国家已经禁止使用反式脂肪——丹麦从 2005 年开始出台禁令，紧随其后的是冰岛、奥地利和瑞士。2018 年美国也效仿此法，但只有几个州和纽约执行了这一禁令。随后，在纽约和丹麦进行的研究表明，因心脏疾病入院治疗和死亡的人数明显下降。而在许多低收入国家和中等收入国家，甚至是一些富裕国家，反式脂肪依旧是食物供给中的重要部分。在我们生活的澳大利亚，反式脂肪依然大行其道，不仅没有禁用，过度加工食品的生产者甚至不需要在包装上注明是否添加了这种毒素，以及添加了多少。

读到这里，你是不是对人工添加剂感到迷惑不解？用于生产过度加工食品的添加剂种类非常多——在澳大利亚，超过300种人工添加剂被允许添加进食品中——所以，想要让这些有毒的混合物对人体安全其实是很难的，甚至不太可能。有些添加剂可能是安全的，但也有些添加剂可能在特定条件下是安全无毒的，在另一些条件下就是有毒的；还有像反式脂肪这种，在任何情况下使用都是有毒的。即使消费者足够了解每一种添加剂的特性，可以明智地选择吃哪些东西和不吃哪些东西，但如果这些添加剂的化学成分隐藏在食品配料表的神秘名称中，只是以“人工香料”（例如最近在美国被禁止使用的添加剂）代替，或者完全不需要在配料表上标明添加剂的存在（例如在澳大利亚，反式脂肪就无须标示），那么消费者拥有的这些知识也就全无用武之地。有鉴于此，最好的办法还是对所有的过度加工食品持怀疑态度。

三十年来，我们在野外和实验室里的人工食物环境下研究动物，过往的经历显示实际情况可能没有一开始看起来那么复杂。当我们只把自己视作食物环境中的一个物种时，就能够拨云见日，从混乱中发现秩序，尽管这种食物环境非常特殊。

一个显而易见的结论是：在新的环境中引入含有“化合物鸡尾酒”——新化学物质或现有化学物质的混合物——的过度加工食品，注定会是一场悲剧。这类物质的添加多数并非是为了提升食品的营养特性，而是一种工业化捷径，可以降低加工成本、延长保质期限或改善感官体验——风味、酥脆程度、颜色和其他特性，如果没有这些，这就是一堆难以下咽的化学粥。

人体精密细致的生理机能已经进化了数百万年，将这样的生理机能暴露在诡异的新饮食配方之下，无疑是撞大运。有些情况下，这些添加剂是无害的，有的甚至是有益的，不过这几乎算得上是偶发事件，另一些添加剂，而且很有可能是大部分添加剂，都极有可能带来风险。这也是为什么药品会经过严格的测试才能决定是否可以上市——测试要经过多个阶段，花费数百万美元和许多年的时间，才能做出决定。但是，在食品工业中，添加剂的使用没有经过严格的测试流程。

尽管这一切已经足够令人恐慌，但是，比起用自己的身体在有毒食品中撞大运，还有另一个我们更难以察觉，甚至更恐怖的问题，而这才是我们最应该保持警惕的。那就是，过度加工食品的生产者要确保生产出来的食品与偶然性毫无关联，这些精心设计的食物只有一个目标：让人类大量食用。所以，很大一部分问题并不是出在人工添加剂上，而是这类食物中对生存必需的营养物质的细微调整。

为了解释这个问题，我们需要回到牛津的实验室里，重温那些在小塑料盒子里进行的蝗虫实验。

◆◆◆

在实验室进行昆虫实验的目的是试图理解不同的营养混合物对动物们造成了怎样的影响。当时，许多科学家，特别是生态学家，都发表过关于这一问题的文章，他们中的部分人甚至已经通过实验验证了自己的观点。但争议和困惑依旧存在，主要的原因只有一个：科学家们用的都是真实的食物——例如树叶来计算野外环境下动物的消耗或者把动物带回实验室里进行计算。

这样做的最大问题是，大多数的食物都包含了无数种化学成分，我们很难清楚地辨别出导致实验结果的真正原因——是作为研究对象的特定营养物质？还是其他营养成分？或者是特定营养物质的组合？所以，我们认为这种做法为追寻真相带来了障碍。

有鉴于此，在计划第一次的蝗虫实验时，我们决定避免使用复杂的真实植物，转而制作自己的实验食品，这样就能精确控制食品的成分构成。我们没有从食品供应商那里采购原料，而是从化学原料采购目录里购买。这些化学产品从各种原料中提取出来，经过提纯，再包装售卖，其最初的目的是用于研究。装化学原料的容器外面贴着写着化学式和纯度的标签，有时还会标注提取自哪种原材料。这些化学产品包括“细菌肽”“酪蛋白”“卵白蛋白”（都是蛋白质），还有“蔗糖”“糊精”（都是碳水化合物）、“亚油酸”（一种脂肪）、“威森混合盐”（一种维生素混合物）、“纤维素”（无法消化的纤维）和“抗坏血酸”（一种防腐剂，也就是维生素 C）。拥有了这些配料，我们就能设计出特定配方的食物，进而测试这些化学物质在昆虫身上的效果。换句话说，我们为科学研究创造了自己的过度加工食品。

实验揭示了一些有趣的现象。对于蝗虫针对不同食谱做出反应这一过程，我们了解得越多，就越能干涉蝗虫的生理机制，从而产生大自然设计之外的结果。我们可以操纵蝗虫多吃或者少吃，让它们爱吃某些食物而非其他食物，控制它们的生长速度的快慢和寿命长短，喜欢远足还是不愿动弹，还有饮水量的多少。正如之后在大鼠实验中所证明的那样（详见第八章），我们可以“精确制导”，就像拨号一样，产出想要的任何结果——只需要调整饮食结构即可。

实现这一切并不是因为在食谱中添加了任何新的化学物质，仅仅是调整了营养物质的组合比例。最有效的成分始终是蛋白质：如果提升了蛋白质相对于碳水化合物的比例，实验对象的生活会是一种结果；如果降低蛋白质相对于碳水化合物的比例，结果又会是另一种。以蛋白质为中心调整营养物质的比例，我们可以让蝗虫比原来多吃或者少吃 5 倍数量的食物！借助食物，我们对动物拥有巨大的控制力。

这不禁让我们想到了人类的饮食。人类会不会也对营养成分的细微调整同样敏感呢？如果真是这样，蛋白质还会是关键因素吗？就像在蝗虫和其他物种身上那样？这也是当时蕾切尔·巴特利来找我们，提出想利用家里的滑雪小屋邀请朋友来做实验时，我们俩感到非常兴奋的原因。正如我们所见到的，人类也可以通过蛋白质比例的变化而轻易被操纵饮食。蛋白质可以调节我们摄入脂肪和碳水化合物的数量，如果我们饮食中蛋白质的含量太少，我们就会暴饮暴食，变得肥胖。

但是，一些重要的问题依然没有答案。虽然在滑雪小屋的实验中，蛋白质决定了我们进食的总量，但是这并不意味着在现实世界中也是如此。在现实世界里，我们是从超市货架、菜谱书籍和饭店菜单上选择自己要吃什么的。出于同样的原因，我们把动物进食的实验搬到了大自然中——也就是自然食物环境下——看看动物在自由选择的情况下到底会发生什么。

说回人类，就算我们能够证明在现代食物环境下，人类会因为蛋白质摄入的减少而变得暴饮暴食，那么又会出现另一个问题：是什么食物占据了现代人食谱中蛋白质的份额？在其他物种的实验中，这个问题已经得到了回答——例如，对红毛猩猩来说，这个食物是水果。当它们可以获得水果时，为了满足蛋白质需求目标就需要摄入更多的能量，所以脂肪增加了不少。

那么人类的情况又如何呢？卡洛斯发来的电子邮件会指引我们找到答案。

在他第一次联系我们的数月之后，卡洛斯和他的博士生尤里·马丁内兹·斯蒂勒（Euri Martinez Steele）建议我们双方合作，来共同分析他们正在研究的美国人饮食问题。他们正在分析一个庞大的数据集，即美国政府资助的健康与营养调查（NHANES），调查中共有 9042 名参与者提供了饮食信息。分析的主要目的是研究进食不同比例的过度加工食品对美国人饮食的影响。

为此，尤里和卡洛斯按照饮食中含有的过度加工食品的比例将样本划分为五组：第一组，过度加工食品占每日饮食的 33%。是的，三分之一！然而这却是过度加工食品所占比例最少的一组了。第二组的过度加工食品占 49%；第三组是 58%；第四组是 67%；第五组的过度加工食品比例达到了骇人听闻的

81%。而且由于这是平均值，这意味着在第五组部分参与者的饮食中，过度加工食品的比例已经超过了 81%。而整个美国的平均比例是 57%——美国人超过一半的饮食都是这些过度加工的“食品”。

第一次看到这些统计结果时，我们大吃一惊，但是也发现了一个机会。我们可以建立一个模型，测试过度加工食品对于美国人来说，是否就像水果之于加里曼丹岛自然食物环境里的红毛猩猩一样——食用这类食物，会导致为了达到蛋白质需求目标，摄入更多能量。

跟以往一样，我们研究结果的第一步还是绘制几何图：横坐标是蛋白质，纵坐标是碳水化合物和脂肪。数据呈现出完美的垂线，也就是说，从第一组到第五组，随着过度加工食品比例的增加，蛋白质提供的卡路里从 18% 下降到 13.2%。这和我们在红毛猩猩饮食中观察到的完全一致——当水果匮乏时，蛋白质的比例高，当水果充足时，蛋白质的比例就低，但是，红毛猩猩吃下的蛋白质总数量是维持不变的。跟红毛猩猩一样，人类进食过度加工食品越多，摄入的能量也越多，从 1946 千卡（餐食中过度加工食品所占比例较低）增加到了 2129 千卡（餐食中过度加工食品所占比例较高）。然而这五组实验者摄入的蛋白质数量都是一样的，人类和红毛猩猩相似，会一直进食到满足蛋白质需求目标时才会停下。

上述发现确实令人警醒。这说明，食品制造商不管出于有意还是无意，趋于生产低蛋白质配方的食品，而人类的反应只会是吃得更多——当我们减少实验食品中的蛋白质含量时，蝗虫的表现也是如此。这是不健康食品的完美销售计划，但正如卡洛斯分析的结果所显示的那样，如果你想要避免肥胖、疾病和早逝，那么这可不是什么好事。

从多年前的蝗虫实验中获得启发，我们的分析随后扩展到野外的灵长类动物，为现代的肥胖问题提供了全新视角。过度加工食品之所以让我们肥胖，并不是因为我们对其中的脂肪和碳水化合物有强烈的需求，虽然人们时常认为如此。事实恰恰相反，我们之所以肥胖，是因为我们对蛋白质的需求比控制摄入脂肪和碳水化合物的能力更加强烈。所以，在过度加工食品中，当蛋白质的比例被脂肪和碳水化合物稀释时，身体对蛋白质的需求就会完全压倒日常制止我们过度摄入脂肪和碳水化合物的生理机制。其结果就是我们吃得太多了，超过了本应维持的对人体有益的数量。

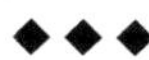

蛋白质需求回答了一部分的问题，但不是全部。我们还想知道的是，为什么红毛猩猩和其他灵长类动物只需要水果就能变胖，而人类变胖的原因却是那么多诡异的工业配料？和蛋白质杠杆一样，答案就在我们的动物实验中。

在谈到蝗虫和其他生物的实验时，我们此前主要的关注点都在于蛋白质相对于其他营养物质的重要性。然而有一种成分我们没有过多提及——它甚至根本不是营养成分——但在动物进食过程中却具有重要的影响力。

纤维。

纤维也是影响蝗虫进食规律的重要因素，其影响力仅次于蛋白质。当食物中的纤维含量较低时，纤维含量的一丁点增加都会导致蝗虫在总量上吃下更多。因为增加的纤维稀释了蛋白质和碳水化合物的比例，所以为了保持这两种营养素的摄入量，蝗虫会吃下更多的食物，也就意味着它们吃下了更多的纤维。这些纤维被蝗虫吃下后发生了什么，不需拥有生物学博士文凭也能推断出来。在蝗虫进食的数小时内，我们在实验的盒子里发现了散落在各处的小球状粪便。蝗虫食物中含有的纤维越多，它们的排便数量也越多。纤维直接通过蝗虫的肠道，再被排出体外。

但是，达到临界点后，事情发生了变化——当食物中的纤维含量足够多时，无论是否满足了蛋白质需求，进食量都不会再增加了。这时，纤维已经将蝗虫的肚子填满，蝗虫的肠道已经不能再消化了。

那么，红毛猩猩和人类的情况又如何呢？尽管水果中含有纤维，红毛猩猩却会不停地吃水果，一直到超重为止；而人类的肥胖却并不是因为过量进食水果——我们是通过其他方式发胖的。

用一个简单的实验就能够解释其中的原理。试着一个接一个地吃掉4个苹果，可能很多人还没吃完两个就会放弃了。那么现在，喝下4个苹果榨出的果汁——大约是满满一玻璃杯。对比一下就会发现，喝下苹果汁显然更为简单，哪怕让你再喝一杯4个苹果榨出的果汁也毫不困难。直接吃下苹果和将苹果榨汁的区别就在于，榨汁后水果的绝大部分纤维都已剥落，留在了果肉中。这也是为什么我们在喝汽水和其他含糖饮料时特别容易过量摄入卡路里——身体对需求的刹车机制还没激活，饮料就都被我们喝下去了。

我们和红毛猩猩都是灵长类动物，算得上“亲戚”了，可是在吃水果这方面却有着重大差异。与其他食草动物一样，红毛猩猩的肠道可以适应消化大量的膳食纤维，它们的结肠像一个巨大的袋子。红毛猩猩额外的肠道空间不仅让它们在饱腹前能够吃下比人类数量更多的、富含纤维的水果（包括水果中所有的糖分和脂肪），并且人类身体结构上的差异还以另一种方式增加了通过饮食摄取的能量——红毛猩猩的结肠中有数量庞大的微生物群，包括数十亿肠道细菌，它们的功能就是将纤维转化为可使用的热量。

这解释了为什么我们靠吃水果并不会变胖，和红毛猩猩不一样，人类吃不下那么多水果。纤维同样解释了为什么过度加工食品会让我们变胖。当加工机器将大量工业化生产的原料作物转化为淀粉和糖时，其中流失的最重要的物质就是纤维，纤维不会以任何方式回到化学混合物中——反正也没有多少纤维。正如我们在蝗虫、老鼠、红毛猩猩和果汁实验中了解的那样，从食物中剥离纤维，就像是让我们的食欲需求挣脱了刹车。现在就很容易理解为什么肥胖和过度加工食品在近代历史上一直是形影不离的伙伴。

在你指责蝗虫破坏了我们的欢乐聚餐之前，它们还带来了一条好消息。当我们操纵蝗虫的食物，让它们吃下更多碳水化合物和脂肪时，蝗虫也摄入了更多有益健康的微量营养素——维生素和矿物质。这个消息会为过度加工食品这朵乌云镶上阳光的金边吗?

的确有这种潜在的可能，不过在现实中却不可能发生。使用大型提取类加工机器，食物中消失的不仅是纤维，还有另一个牺牲品——微量营养素。过度加工食品里面维生素和矿物质的含量微乎其微，即使吃下去再多数量也无济于事。

激进分子可能会认为：过度加工食品之所以降低了蛋白质含量，再去掉其中的纤维，其目的是为了让我们吃下更多，从而提升这些产品的销量，这是一个狡猾的销售策略。也许的确如此，但降低蛋白质含量可能另有原因。

有哪些可能的原因？我们与新南威尔士大学的罗伯·布鲁克斯（Rob Brooks）的一项合作研究给出了一种答案。这项研究不需要蝗虫，只需要电脑和网络即可。我们在美国和澳大利亚的线上商店购物，在虚拟购物车里分别装上了106种食品，随后记录商品的价格和每种商品的营养成分。这些数字让我们能够计算出脂肪、碳水化合物和蛋白质这些营养物质如何影响了每种食品的价格。

研究在美国和澳大利亚得出了相同的结果：脂肪含量对食物价格的影响微乎其微，脂肪提供的每一卡路里对价格的提升都很有限；而蛋白质的影响力很大——蛋白质含量越高，价格就越贵；令人惊讶的是，碳水化合物却实际上减少了成本：所含有的碳水化合物越多，食物就越便宜！这样一来，我们就很容易理解食物制造商的选择了：在使用蛋白质时非常吝啬，而使用脂肪和碳水化合物时异常大方，这样做可以降低生产成本。正如前文提到的那样，这样做还有一个好处，就是控制我们的蛋白质需求，让我们进食过多。

这两种解释——利用蛋白质杠杆原理降低生产成本并同时提升销量，似乎足以解释为什么过度加工食品的蛋白质含量低，而脂肪和碳水化合物含量高。但是，这样做还有一个更令人信服的好处：味道。

我们高贵的蝗虫再次解释了这一点。当蝗虫可以选择高纤维或低纤维食品时，它们选择了低纤维。这是因为纤维会稀释营养物质的存在，而营养物质——脂肪、碳水化合物和蛋白质，还有盐——对食物的味道来说至关重要。低纤维意味着更好的口味。我们早期对蝗虫味觉的研究也证明了这一点：当我们增加了刺激蝗虫味蕾的营养物质的浓度时，电信号冲击蝗虫大脑的速度加快，从而促使蝗虫进食。

因此，我们很容易理解减少过度加工食品中的纤维含量给制造商带来的好处——这让他们的产品更加好吃了。

我们在蝗虫身上观察到的相同反应可以帮助我们解释历史上最大的健康危机之一：过度加工食品的崛起。这说明是在饮食的两大驱动因素——选择吃什么以及吃多少——的共同作用下，导致了这场危机。

低纤维、高脂肪和高碳水化合物让食物变得美味，这让我们更偏爱此类食品，而不去选择更健康的食物。与此同时，这些过度加工食品的低蛋白质含量让他们成了生产成本最低廉的食物。低蛋白质、低纤维和低成本叠加，让我们暴饮暴食——

这就是过度加工食品的最终胜利。

因此，过度加工食品对于我们人类来说，就像水果之于加里曼丹岛自然森林里的猴子：它们是充足的能量来源，蛋白质含量低，脂肪和碳水化合物含量高——这可是长胖的完美食谱。

当然，我们和红毛猩猩的情形也有很大差别。首先，红毛猩猩有充分的理由储存脂肪：当没有水果时，储存的脂肪可以帮助它们在长期的能量短缺中存活下来。而绝大多数人类都生活在工业化的食物环境下，完全不需要像红毛猩猩这样做。食物短缺的时期不会出现，储存脂肪也没有任何益处，然而我们却一年到头都在吃过度加工食品。

另一个不同点是，经过数百万年的进化，红毛猩猩的身体已经适应了它们进食的水果。相反，过度加工食品跟人类历史上所吃的任何东西都毫无相似之处。在过度加工食品中，有益健康的微量营养素和纤维很少，还掺杂了数百种化学物质，这些化学物质是永远不可能被人类大量食用的。过度加工食品取代了我们的天然饮食，并且带来了灾难性的后果。

我们很乐意就此搁笔，不过，故事的最后还有转折。在过度加工食品中，蛋白质、纤维和微量营养素被额外的碳水化合物稀释和占据，但是工业化处理过程却并不是导致这一结果的唯一方式。这一过程一直在发生，从农业的出现开始，已经超过了一万年——这是人类培育农作物的后果之一。

最近，人们还发现了一个更令人警醒的原因。我们人类所有的工业活动，都在向大气中排放二氧化碳。不断增加的二氧化碳、培育农作物以及过度加工过程带来了完全相同的后果：

增加了主食作物中碳水化合物的含量，减少了蛋白质、纤维和微量营养素的含量。其中的机制很简单：植物以二氧化碳为原材料，从阳光中获得能量，再合成糖分和淀粉。植物获得的二氧化碳越多，产生的糖分和淀粉也越多，而这些糖分和淀粉又稀释了蛋白质、微量营养素和纤维的含量。

那么，过度加工食品的制造商会承认自己设计的产品就是为了让我们变得肥胖吗？不，他们只会说，一切都是为了提供美味、便捷又便宜的食物，如果食用得当，还能成为健康饮食的一部分。错误在于我们滥用了这些食物，结果让自己身陷窘境。

这就是他们的说辞。然而，有大量的事实证明情况并非如此。

## 第十一章　速览

1. 肥胖和相关疾病大流行的罪魁祸首就是过度加工食品——用深加工的方式和人工成分制成的工业产品。
2. 过度加工食品中的蛋白质、纤维和微量营养素含量通常很低，脂肪、不健康的碳水化合物和人工添加的调味剂含量却很高——这正是我们通过动物实验验证的、引发暴饮暴食和不良健康状况的条件。
3. 那么，人类为什么会乐于接受身体实际上难以适应的加工食品呢？

# 第十二章

# 一种特殊需求

人类对蛋白质的需求在全球肥胖问题中扮演着重要的角色。但是，有一种需求只有我们人类才有，这种需求甚至比对蛋白质的需求还要强烈，并且它对我们的营养危机负有最大的责任。

这种需求就是：利润。

在我们所处的现代环境里，食物是一种商品，工业、公司、供应线、投资、职业和生计都依赖着这种商品。但是，食物却和其他商品有着重要区别。

首先，我们每个人都需要食物。这和其他的购买行为不同——我们可以选择买不买书，购买私家车或是乘坐公共交通，租房还是买房，等等——但是在吃饭这件事情上，我们别无选择。这让食品工业处于令人嫉妒的位置：他们销售的产品人人都需要。

不过，食品生产商也不是高枕无忧的，他们面临着经济上的巨大挑战：如何提升市场份额。对于电视、汽车、豪华游艇和电脑来说，任务直截了当——让更多的人购买，让已经买过的客户再多买一件或者让客户频繁地换购。但是，食品不是这么回事。所有的人类都在吃，但每个人吃下的数量是有限度的。想要维持食品行业正常运转、保持盈利和市场增长，同时还要满足股东的需求，这就需要其他的策略。

其中一种策略就是提高食品的附加值，才能赚到更多的钱。价格低廉的原材料经过加工，再跟其他配料混合，生产出更多的混合物，接着被放进花花绿绿的包装里，最终的售价已经远远高于原材料。我们没有办法比迈克尔·波伦（Michael Pollan）形容得更简洁了："把只值几分钱的谷物和糖变成了价值五美元的早餐谷物。"

同样重要的还有另一个策略，那就是确保自己公司生产的食品胜过其他公司提供的替代品。这个过程被称为提升市场份额——在食品行业内有时也被称为提高胃纳占有率——是塑造我们食物环境的强大力量。这样做的结果就像是军备竞赛，每一方都使出更大胆的招数，只为在竞争中更胜一筹。武器装备的竞争会让世界变得更加危险，而在加工食品方面，虽然生产商的目的是在价格、方便程度和吸引力上打败对手，但最终的结果可能跟军备竞赛是一样的。

我们已经熟悉一些以争夺市场份额为目的的策略。例如，在食品中添加化学物质的混合物，来提升色泽、口感、味道、香气、保质期长度和其他特性。这些混合物中还含有便宜的脂肪、碳水化合物和盐。加工食品所含有的高脂肪和高碳水化合物不仅让这些混合物更好吃——尤其是剥离了影响口感的纤维之后——还可以代替昂贵的蛋白质，进一步降低了生产成本。

还有一个策略是让食品达到最佳口味，也就是所谓的极乐点。有这样一个让人信服的例子：食品行业曾经聘请数学家和实验心理学家霍华德·莫斯科维茨（Howard Moskowitz），他发明了超过 59 种胡椒博士汽水，并且在全美国进行了 3000 次口味测试。实验结果让他找到了最佳口味的精确配方。不过汽水的主要成分是糖，而其他食物要更复杂一些，涉及脂肪、糖分和盐的混合。一些产品通过使用人工调味剂，制作出便宜、富含淀粉和脂肪的食物，比如薯片，但吃起来却像蛋白质一样美味。这些产品在设计上的共性是：比竞争对手更贵，但同时味道上也更胜一筹。

想要提升胃纳占有率，另一个可靠的办法是收购竞争对手。长此以往，食品公司会越来越少，也越来越庞大。尽管我们在市面上似乎能见到无数个加工食品的品牌，但这种显而易见的多样性却并不等于事实。几乎所有食品都是由 9 家大型跨国食品企业生产的。其中，雀巢公司拥有的品牌超过了 2000 个。

比起体量小的对手，大公司的竞争优势更为明显。一个明显的优势就是大公司拥有更多客户，不仅如此，由于规模经济，大公司的加工成本也更低。所以，加工食品的利润非常可观。根据年报显示，2017 年，雀巢公司的年销售总额超过了 870 亿美元。这比当年 128 个国家的经济活动总额（国内生产总值，即 GDP）还要高！全世界只有 63 个国家生产的商品和服务总值能够超过雀巢公司的销售额，并且同年雀巢公司的利润达到了 143 亿美元，比 71 个国家的 GDP 都要高。

很明显，这 9 家食品加工巨头财大气粗。拥有了这样的财力，他们可以对我们的食物环境施加巨大的影响，并且改变我们的饮食方式。可能变得更好，也可能变得更坏。

通过广告，这种影响力可以直达我们的心灵、钱包和胃口。根据年报，百事可乐公司 2017 年的广告费用是 24 亿美元，但比起主要竞争对手可口可乐公司，它仍然略逊一筹。根据 notesmatic 网站的报道，可口可乐公司的广告费用达到了 39.6 亿美元。根据市场信息提供商 Statista 的消息，2017 年，雀巢公司的广告支出是 72 亿美元。从同样的角度来看，2009 年，整个美国的政府机构在营养研究上的投入只有 15 亿美元。上述商业公司为了影响民众饮食所投入的费用，远比政府研究这些影响造成的后果所投入的费用要多。

在加工食品的市场营销领域，还有很多行之有效的“聪明”策略，在这里我们不会一一介绍，只简要地说明其中两个策略：针对儿童的营销，以及名副其实的“健康光环”。

对食品公司来说，儿童消费者可是一座金矿。首先，孩子们拥有惊人的高消费能力。2015 年，美国有 5000 万 11 岁及以下的儿童，根据估算，这些儿童在食品上的花销可达到令人垂涎的 1.2 万亿美元。其中一部分是直接消费，不仅如此，孩子们还能影响父母的购买决策。而这些仅仅是个开头。最大的好处在于儿童时期的饮食选择往往会持续一生，甚至还会影响下一代。当今儿童的饮食选择影响了未来的国民饮食，而每一家食品公司都想在其中占据更大份额。

这也解释了食品公司为何会斥巨资面向儿童推销。其中，电视广告的路径非常有效，部分原因可以参考2004年美国心理学会（American Psychological Association）的报告：低龄儿童缺乏区分广告和电视节目的能力——这个或那个品牌的高糖、高盐或高脂肪食品与他们沉迷的梦幻娱乐世界联系在了一起。能够把商品嵌入儿童的梦幻世界里——对商家来说，还有比这更好的结果吗？

随着电视观众逐渐减少，而以游戏为代表的电脑活动越来越多，模糊广告和娱乐内容界限的行为也更加肆无忌惮。现如今，垃圾食品的营销策略越发激进，商品与游戏几乎融为一体。这时候，垃圾食品已经不只是跟梦幻世界联系在一起，而是成为梦幻世界的一部分。当垃圾食品成为娱乐体验的组成部分——梦幻世界就是用垃圾食品编织而成的，这正是最阴险的部分——因为设计者可以操纵儿童与商品世界相处的方式，让孩子和品牌建立起积极的联结，甚至是真实的友谊。这些所谓的“广告游戏”（advergames）成为营销人员的梦想。一位市场营销专家注意到，“广告游戏”可以让食品巨头把自己的品牌和“人们为解压放松和娱乐所做的事情联系起来，建立积极的品牌联想”。这种做法对销售额（以及饮食）造成的影响早已超过了传统的广告策略，这并不奇怪。

尽管很难直接衡量一款“广告游戏”到底有多成功，但澳大利亚的汉堡连锁店Hungry Jack's在推出自己的广告游戏还不到两周，广告公司的一位发言人就表示："这款游戏取得了巨大的成功，下载量超过 100 万次，带来了数百万美元的收入。"这可是好多好多的汉堡、薯条和奶昔。

在人类的头脑中，控制自己对诱惑做出冲动反应的部分直到成年才能完全发育，所以儿童更容易受到这些营销策略的影响。当然，成年人也不是没有冲动，只是他们更有可能去思考——即使是短暂的——饮食选择带来的长远健康后果。食品营销人员非常了解这一点，也是据此制定的营销策略。

在各种各样的策略中，最讽刺的莫过于"健康光环"效应。随着肥胖人口和营养相关疾病的增加，许多人越来越在意自己的饮食选择。食品工业——造成这些问题的罪魁祸首——恰恰利用大众这种心态，通过图像和术语强调了加工食品与健康之间的关联。最终导致消费者一心追求健康，努力让自己和孩子都遵循正确饮食，结果却被诱骗，吃下更多对健康有害的加工食品。

那么，营销人员是如何达到这一目的的呢？一个看似无关，实则具有重要作用的因素就是食品包装的颜色。一项研究表明，对于两个完全相同，只是卡路里标签分别是红色和绿色的棒棒糖，人们会认为绿色标签的棒棒糖更加健康。无独有偶，玛氏糖果公司在名为"关于健康的每日指导用量"促销活动中，就把食品包装正面的卡路里标签设计成了绿色。玛氏公司解释道，选择绿色是因为"消费者明显更喜欢"。康奈尔大学的传播学研究者乔纳森·舒尔特（Jonathan Schuldt）推测，这种偏好可能反映了一个事实——绿色标签会让消费者戴上

“更健康”的滤镜来看待糖果。

加工食品包装上的文字或图片常常会让我们联想到健康。一项在澳大利亚进行的研究分析了945种含糖饮料包装上与健康有关的图像。尽管这些饮料含糖量高且营养价值很低，却有超过87%的饮料都会在包装上用文字或图片暗示自己是健康的。绝大部分饮料都使用了水果的图片，提到了水果，或者用诸如“自然的、纯净的、未经加工的、新鲜的、真实的”这类描述，而这些词都是我们用来形容那些有益食物的。还有一些词汇直指营养（“无胆固醇”“无糖”和“有营养”），或者跟健康有所关联（“健康”“有益健康”）。许多研究表明，上述这种联想可以提升食品的销量。还有一个例子：比起“口香糖”，消费者会吃下更多的“水果口香糖”，即使二者是完全一样的产品。另一个例子是早餐谷物，标签上写着“含有果糖”的谷物也会被消费者认为比“含有糖”的谷物更加健康。

这种文字游戏在加工食品的营销中屡见不鲜。有些牌子的大米在包装上自豪地宣称“不含胆固醇”——但其实所有的大米都不含任何胆固醇。有些糖果标明“99%不含脂肪”，就是为了转移我们的视线，企图让我们忽略这些糖果的高糖分和人工添加剂。还有一些术语，例如“清淡”或者“轻盈”的，其实可以指代产品的任何特性，包括色泽、风味、口感或者脂肪含量。杂粮面包其实就是白面包加了一些种子或者谷物，当然也不会更健康。这样的例子不胜枚举。对于消费者来说，我们唯一能够从加工食品包装上获取的信息就是：它们存在的目的不是为了给消费者提供信息，而是要误导和操纵消费者。

当然，我们也许可以依赖政府颁布政策和立法来帮助我们做出健康的饮食选择。理论上可以。大部分国家都有禁止误导性广告的法律，并且会指派专家小组来评估现有的信息，制定国民膳食指南。但是在实践中，即使是这些也无法抵挡食品工业的巨大力量。

在这一点上，食品工业有一个“好老师”——烟草产业。1954 年，随着吸烟导致肺癌的证据开始出现，烟草公司联合起来，在 258 个城市的 488 家报纸上刊登了一则广告，标题为“对美国吸烟者的坦白声明”。这一广告意在安抚广大烟民，文中这样写道：“虽然这些实验是由专业的医生完成的，但是这些实验结果并不算定论”“近几年的医学研究发现，引发肺癌的原因有很多”“没有证据能证明吸烟是导致肺癌的原因之一”，以及“我们相信，我们生产的产品对健康无害”。这则广告还向公众保证，健康是“我们业务中的第一要务”，并且承诺了一系列措施来保障吸烟者的健康。

事实上，后续的研究表明，所谓的“坦白声明”不过是一场骗局，这则广告是由公关公司设计的，意在引发公众对科学依据的质疑，并且操纵公众对吸烟风险的认知。研究人员凯利·布罗内尔（Kelly Brownell）和肯尼思·沃纳（Kenneth Warner）认为：“这是一场骗局，是长达半个世纪的一场联合行动的第一步，其目的是要误导美国消费者，让他们意识不到吸烟的灾难性后果。”随后就是长达数十年的欺骗，其他的伎俩还包括诋毁研究结果、操纵政策以及向公众灌输对产品的虚假信心。这些策略都经过了精心计划。美国食品药品监督管理局的前局长大卫·凯斯勒（David Kessler）说过：

> 烟草行业自20世纪50年代到60年代期间开始设计策略，而这些策略悉数体现在律师撰写的脚本中。每一位出现在公众视野里的烟草公司高管都要求熟读脚本，不允许有任何偏差。基本的前提很简单——吸烟会引发癌症是未被证实的。未被证实、未被证实、未被证实——这一点会被反复强调。可以加入一丝怀疑，制造争议，但永远不要偏离精心准备的计划。这是一个简单但行之有效的计划。

擅长挑战既有证据以及引发公众怀疑的并不只有烟草产业。2012年，美国饮料协会就曾断言："含糖饮料不会导致肥胖"（《洛杉矶时报》2012年9月21日报道）。同年，可口可乐公司高管凯蒂·拜恩（Katie Bayne）语出惊人："含糖饮料与肥胖的关联并没有科学依据"（《今日美国》2012年6月8日报道）。《贩卖怀疑的商人》（*The Merchants of Doubt*）这本书的命名恰如其分，历史学家内奥米·奥利斯克斯（Naomi Oreskes）和埃里克·康韦（Erik Conway）在书中揭露了散布对科学的不信任如何成为一个独立的产业。我们还见到了类似的反科学运动，例如反对全球变暖、杀虫剂危害的证据和当今社会其他人为的危险。大部分情况下，这种反科学运动不仅质疑科学证据，同时还人为操纵结论。

这种操作不是什么新鲜事。行业资料显示，1954年，烟草产业研究委员会收到了糖研究基金会的研究负责人罗伯特·霍克特（Robert Hockett）的一封信。后者在信中告诉香烟生产商，他们或许会对自己设计的“聪明策略”感兴趣——霍克特曾在医学院校、医院和大学组织过“消除关于糖的大部分指控”的研究项目。随后，霍克特就被烟草工业团体聘请为科学主管助理。

由食品和饮料公司赞助的科学论文更容易给出有利于赞助商获得经济利益的结论，这一概率比独立研究高出了4到8倍。丽莎·贝洛（Lisa Bero）教授是我们在查尔斯·帕金斯中心的同事，我们与她的团队合作，共同探询食品工业是如何影响营养研究的。这是一个复杂的过程，研究的每个阶段都有可能带来结果的偏差，包括研究提出的问题、如何设计、如何完成，以及是发表部分还是全部的研究结果。

引导公众怀疑加工食品对健康有害的科学结论，对食品企业而言有什么好处呢？一个明显的好处是可以避免消费者饮食偏好的转移。毕竟，没有消费者愿意死于肺癌、糖尿病或者心脏病。

同时，这种做法还能帮助食品公司应对另一个重大挑战——回避和诋毁一些行之有效的公共健康政策和项目，因为这些政策和项目可能会影响他们的商业利益。方法之一是政治游说：食品工业团体会雇佣有政府工作经验的游说代表接近决策者，尝试在食品相关的政策上施加影响，使之对自己更加有利。对他们来说，想要成功，就必须怀疑那些对自己不利的科学结论，或者凭空杜撰对自己更有利的结论，这一点非常重要。根据报道，2015 年，加工食品生产商在政治游说上的支出达到了 3200 万美元，在他们看来，这笔钱花得很“值”。这种有偿的政府支持为食品行业带来了魔法般的效果。

例子之一就是“把比萨变成蔬菜”。这项政策始于 1981 年，其目的是为了削减学生午餐预算，同时看起来还能满足膳食指南的要求。里根政府坚持认为，像泡菜和番茄酱这种佐餐调料应该被归类到蔬菜中。2011 年，在奥巴马的领导下，美国农业部试图推翻这一政策。

垃圾食品行业意识到这一风险，快速做出反应——花费 560 万美元进行游说活动。其中，出资最多的两个公司在学校午餐中拥有薯条和比萨的大合同。游说成功了。国会通过了一项法案，禁止农业部制定任何政策干涉现有分类方法——将比萨里的番茄酱和制作薯条的土豆视作每日所需的营养成分。媒体纷纷调侃国会将比萨分类为蔬菜这一行为。

同样魔幻的是“均衡饮食”逐渐变成了体现人类健康与食品工业商业利益平衡的饮食。

每隔五年，美国农业部就会联合美国卫生和公众服务部，就饮食与健康之间的科学依据进行一次审查。根据审查结果，这些机构会发布膳食指南，建议美国人该如何做到膳食健康和平衡。当然，这其中肯定涉及多吃一些食物和少吃其他食物的建议。这项工作听起来很简单，但事实证明并非如此。

科学结论会遇上挑战，这一点毋庸赘言，但是这些机构大体上还是能够很好地分辨出美国人应该多吃或少吃哪些东西。不出所料，“需要多吃的东西”包括最低限度的加工食品和直接来自植物的天然食品，例如水果、蔬菜、豆类、坚果、全谷物以及健康脂肪的来源——植物油和鱼类。膳食指南中这一部分写得很清楚。在最新版的《膳食指南（2015—2020）》中，饮食中应该增加的食物一共有 6 项“重点推荐”，所有推荐都指向了上述这些食物。

问题在于，肥胖及其相关疾病并不会简单地因为多吃任何东西就能避免，我们还需要知道哪些食物应该少吃。可是，到了应当少吃的食物，《膳食指南》就明显变得模糊了。比如，在 2015—2020 版《膳食指南》的重要建议部分，“少吃”一栏没有列举任何一种食物，而只是列出了一些具体的营养物质：人工添加的糖、饱和脂肪、钠（盐）和酒精。这个建议并不坏：如果美国人能减少这些东西的摄入，对健康是大有裨益的。但这却并不是特别有用的建议，因为没有提及饮食中应当减少摄入哪些食物，从而为更健康的替代食物让路。这也并非源于科学对此毫无研究。在美国人的饮食中最需要减少的食物就是深度加工的工业食品和红肉，尤其是加工肉类。

这种只提供单方面建议的《膳食指南》并不仅限于 2015—2020 这一版，自从 1980 年第一版问世以来，这个特点一直存在于美国居民膳食指南中。我们相信，背后的原因不是科学，而是政治。美国农业部，恰如其名，本不是一个卫生机构，其主要责任是管理美国的农业。具体包括刺激农业的发展、监督以推广特定农产品为目标的“扣除项目”的实施以及管理补贴，来确保大型农业单一作物盈利。玉米就位列其中，玉米不仅是大型工业化肉类农场所需的饲料，也是过度加工食品工业的原材料。正如一位记者所指出的，同一机构既要促进美国农业的全面发展，又要告知美国人该吃什么，这就好比让狐狸看守鸡舍。

这样一来我们就能理解为什么膳食指南里需要多吃的食物写在显要位置，而应该少吃的食物却难觅踪影——“多吃”符合美国农业综合体的商业利益，而“少吃”则与商业利益冲突。即使美国农业部一时间忘记了这一点，也很快就会接到提醒，正如下文中膳食金字塔崩塌的例子所显示的一样。

20 世纪 80 年代，美国农业部的下属机构决定将基于营养学研究的膳食指南变成图表，为人们选择多吃或少吃哪些食物提供更实用的建议。团队决定选择金字塔图形，因为消费者研究已经表明，这种设计能使意图传达得最为清晰：有些食物处在金字塔底部最宽处，就应该在均衡饮食中占比最多，而那些在塔尖的食物应该占比最少。在每一类食物旁边还配有文字，说明每日应摄取的推荐数量。

到了 1991 年 2 月，这一项目已经进行了数年之久，包括广泛征求营养专家的意见、举行专家听证会以及在农业部内部经过了全面审阅，最后膳食金字塔报告终于送到了印刷厂，准备在 3 月出版。编写人员对于即将问世的膳食金字塔非常有信心，已经和媒体开展了大范围的讨论，并且通知了 30 家出版商，确保膳食金字塔将会被收入教科书。

但是，正如马里昂·内斯特（Marion Nestle）教授在《食物政治学》（*Food Politics*）一书中所解释的那样，这一版膳食指南从未出现。原定在 3 月的出版日期到了又过了，4 月，美国农业部宣布撤回。农业部给出的理由是，这一版膳食指南还需要在低收入成年人和学龄儿童群体中进行进一步研究。但是后续的研究却证明并非如此——膳食金字塔被撤回的真正理由是肉类和乳制品行业抱怨他们在金字塔上所占位置太小，并且还位于不宜多吃的“脂肪、油和糖果”下面。他们更想要碗状图，这样不同的食物组别看上去是数量相等的。

一年后，经过了耗资 85.5 万美元的追加研究，膳食金字塔终于问世了。但是，与最初版本相比，这一版的变化跟低收入成人以及学龄儿童群体没有任何关系。每日推荐摄入的肉和乳制品数量从“2～3 份”变成了“至少 2～3 份”，并用粗体字标识。

综上所述，食品工业的力量是如此强大，它不仅可以塑造我们的食物环境，甚至能够影响我们接收到的、要如何在这种食物环境中保持健康的建议。

这让我们想到了加工食品工业和烟草工业中商家们无休止地追逐市场份额时使用的终极策略。这个策略就是“指责受害者”——明明是自己产品造成的伤害，却将责任转嫁到消费者头上。

1996 年，科学研究发现二手烟也会致癌。随后，一位女士公开向生产烟草和食品的雷诺兹-纳贝斯克（RJR Nabisco）公司主席查尔斯·哈珀（Charles Harper）提问，询问他是否愿意有人在自己的孩子和孙辈身边吸烟。哈珀的回答是：“我不会侵犯任何一个人吸烟的权利，但是我会试着去劝阻他们。”“如果孩子不喜欢待在烟雾缭绕的房间里……他们自己会离开的。”

这位女士继续追问，如果待在房间里的是婴儿呢，婴儿是不能自己离开的。对此哈珀的回应是："他们迟早就会爬的，好吗？会爬之后就会走了。"后来，哈珀解释说，这种十分荒谬的说辞是他故意为之，目的是用夸张的方式强调父母在此事中的重要角色。

类似的情况还发生在2002年，时任美国餐馆协会（National Restaurant Association）会长的史蒂芬·安德森（Steven Anderson）在被问及餐馆在肥胖问题中的角色时，他的回答是："我们有电，并不意味着你必须电死自己。"

当然，安德森是对的。但我们必须提醒自己，全世界每年有1100万人死于和饮食相关的疾病，这其中没有一个人是故意让自己死亡的。从另一个角度看：安全用电受到守则和规定的严格限制，这些规范却并不是由电力设备的制造商规定的，而是由保障公众安危、独立于产业外的专家制定的。

现在，你也许更能够理解为什么我们如此在意过度加工食品出现在不丹山区以及热带天堂利富岛的超市货架上了。加工食品生产商利用巨大的影响力，贪得无厌地追逐着市场份额。他们已经这样做了，并且取得了惊人的效果。现在，过度加工食品在美国人饮食中的平均占比达到了57%，而超过半数的美国人摄入过度加工食品的比例比这还要高，还有五分之一的美国人，过度加工食品在饮食中的比例甚至达到了81%。我们很容易就可以看出这一切的发展趋势——更多的疾病、更多的痛苦和更多的利益。

作为个体，我们又该如何应对？在这一点上，我们希望你能够拥有最强大的工具之一：意识。当你意识到过度加工食品如此受欢迎的原因、在那些诱人信息背后隐藏的真相以及它们对健康的影响，你就能更好地做出有关膳食的决定。在本书最后一章里，我们的研究会进一步提供实用的建议，帮助你在当前这般危险的食物环境中安全度日。

首先，我们需要回到生物学，才能找到解开谜题的最终线索：一种恶性循环。

## 第十二章　速览

1. 大型跨国食品公司使用了精明的策略，确保他们利润可观的过度加工食品能够大量销售，并且被大量食用。至于这对公众健康的影响，他们毫不在意。
2. 这些策略包括激进的营销手段，比如向儿童推销，以及用标签误导消费者——暗示产品对健康有益或者故意掩盖健康风险。
3. 食品巨头还借鉴了烟草工业的营销策略：在提到自己产品的危险性时歪曲科学依据，同时对政府的政策和公共卫生建议（例如膳食指南）施加影响。
4. 我们如何才能对抗这种巨大的影响力？

# 第十三章

# 蛋白质需求目标的改变和肥胖的恶性循环

在前几章中，我们已经理解过度加工食品和饮料的泛滥是如何导致在现代食物环境中人类摄入蛋白质总量下降的。纤维被去除，蛋白质被高热量的廉价脂肪和碳水化合物代替。这样做的结果就是：我们被自身强大的蛋白质需求所困，导致摄入的卡路里超过了实际所需。人类对蛋白质的需求在祖先们的食物环境里不断进化，来帮助我们找到最佳营养，但是现在却变成了一种负担。这本身已经够糟糕了。然而，这段充满遗憾的冒险故事又迎来了最终转折，一切雪上加霜。

全球肥胖问题的出现其实不太合乎情理。如果肥胖只是因为我们被过度加工食品和饮料蛊惑而摄入了太多的卡路里，那么我们的体重会先升高，但是随后就会趋于平稳。这是因为更大体型会需要更多燃料——体重每增加 1 千克，就需要 24 千卡的热量来支持——所以，我们的体重越重，燃烧的卡路里也越多。

但是，体重增加和肥胖却没有因此减缓或者停滞。在过去的五十年中，我们的进食量不断增加，任何一种体型的人所摄入的食物数量都超过了实际需要，体重也增加了更多。不管一个人体重是多少，似乎有某种力量一直在逼迫我们吃下比实际需要更多的卡路里，即使腰围增加、BMI（身体质量指数）升高也在所不惜。研究证据表明，这种力量就是蛋白质。大块头不光需要更多的卡路里，他们同样需要更多的蛋白质。要想弄清楚其中的原理，我们需要研究一下一种叫作“蛋白质更新”的科学机制。

正如我们反复提到的，每种生物都有自己的蛋白质摄入目标。这个需求是由两个要素决定的：第一个要素是肌肉增长、维持身体组织和其他功能正常所必需的氨基酸数量；第二要素是身体中蛋白质分解和流失的速度。这就像给浴缸里注水，但同时排水口也在漏水。顺着排水口漏出去的蛋白质越多，我们就必须吃掉更多的食物来填满浴缸——满足蛋白质目标。

蛋白质的流失主要有两条路径。第一条路径是身体分解肌肉组织，释放出氨基酸进入血液系统；另一条路径是肝脏使用从肌肉组织分解、释放的氨基酸，再加上肠道从食物中消化吸收进入血液的氨基酸，来合成作为能量的葡萄糖（而非生产出新的蛋白质）。

听上去有些极端，但这些情况通常只在饥饿时才会发生。因为脂肪组织才是身体主要的燃料补给站，蛋白质只存储在肌肉和其他非脂肪组织中。将蛋白质当作燃料已经是身体最后的手段了。这就好比点燃家具来取暖——只有当一根柴火都没有，而你已经快冻死的时候才会这么做。

正如你期待的那样，我们的身体拥有一种不到万不得已，不使用“家具”做燃料的机制。胰岛素就是一个传达无须烧掉家具的信号。胰岛素会阻断肌肉中蛋白质的分解，制止肝脏利用氨基酸生产葡萄糖。这是一个聪明的机制：当餐后血糖升高，胰腺分泌的胰岛素就会进入血液中。当胰岛素释放时，你的身体就会知道你已经吃过饭，并且有葡萄糖可以燃烧。这样就无须再分解蛋白质来释放氨基酸了。

但是，即使是聪明的机制也会犯下大错。当我们长期过量摄入卡路里，体重不断攀升时，身体组织对胰岛素的灵敏度就会逐渐下降——它们形成了胰岛素抵抗。身体组织开始忽视这一信号，结果就是胰腺不得不释放更多的胰岛素，才能达到同样的效果。这就是 2 型糖尿病的开端。但甚至在那之前，我们就已经陷入麻烦了。

当肌肉对胰岛素的反应大不如前时，通过分解蛋白质释放出的氨基酸更多了，与此同时，肝脏也更容易把氨基酸转化为葡萄糖。这意味着我们必须吃下更多的蛋白质来重建那些被分解的肌肉。回到那个浴缸的比喻，现在，水漏得更快了。

今天，我们已经看到这些变化的结果。随着体重不断增加和胰岛素抵抗变得普遍，人体的蛋白质需求目标值悄然爬升，而蛋白质需求的增加又导致摄入的卡路里总量不断增加，身体质量指数（BMI）也一路飙升。在下面的表格中，我们列出了一系列蛋白质需求目标值——从每天 55 克到 100 克，最多相差 45 克，也就是 180 千卡。以摄入蛋白质含量 15% 的食物为例，想要和蛋白质需求目标值从 55 克到 100 克的增加一致，就必须额外吸收 1200 千卡的热量！蛋白质摄入的微小变化导致了热量摄入的巨大变化。如果是低蛋白质饮食，这种变化的影响会更大。举个例子，当饮食中的蛋白质含量是 12%，那么当蛋白质需求从 55 克增加到 100 克时，热量摄入从 1833 千卡提高到了 3333 千卡——相差 1500 千卡。

| 蛋白质需求目标值（克 / 每日） | 蛋白质含量对应的卡路里摄入 | | | | | |
|---|---|---|---|---|---|---|
| | 10% | 12% | 15% | 17% | 20% | 25% |
| 55 | 2200 | 1833 | 1467 | 1294 | 1100 | 880 |
| 60 | 2400 | 2000 | 1600 | 1412 | 1200 | 960 |
| 65 | 2600 | 2167 | 1733 | 1529 | 1300 | 1040 |
| 70 | 2800 | 2333 | 1867 | 1647 | 1400 | 1120 |
| 75 | 3000 | 2500 | 2000 | 1765 | 1500 | 1200 |
| 80 | 3200 | 2667 | 2133 | 1882 | 1600 | 1280 |
| 85 | 3400 | 2833 | 2267 | 2000 | 1700 | 1360 |
| 90 | 3600 | 3000 | 2400 | 2118 | 1800 | 1440 |
| 95 | 3800 | 3167 | 2533 | 2235 | 1900 | 1520 |
| 100 | 4000 | 3333 | 2667 | 2353 | 2000 | 1600 |

现在你会发现，为什么蛋白质需求的目标值不断升高，加上现代饮食中蛋白质含量的不断下降会给全世界的腰围带来灾难性的影响了。

胰岛素抵抗并不是影响我们对蛋白质需求的唯一变量。从出生到暮年，我们的蛋白质需求会随着生活方式和许多其他因素一直变化。那么,能不能测量出人类对蛋白质需求目标的变化并且评估这些变化对健康的影响?通过与儿科医生以及营养学家同事合作,现在我们已经做到了这点。

在 2010 年 9 月,史蒂芬在澳大利亚珀斯的一次儿科内分泌学会议上发表演讲。演讲刚结束,两位听众就兴致勃勃地来和史蒂芬讨论可能合作的研究项目。罗杰·史密斯(Roger Smith)教授来自悉尼以北的纽卡斯尔大学,他对我们的黏菌研究很感兴趣,并且想知道是否有可借鉴的经验能应用在他对孕期胎盘发展的研究上。罗杰还想了解营养几何学是否能帮助他分析一项关于孕妇与新生儿的研究结果。这是令人兴奋的研究前景,而且比起对黏菌和人类胎盘进行比较研究,从这个问题入手也更简单。

另一位听众是来自墨尔本的马特·萨宾(Matt Sabin)。马特是一位儿科医生,他同样也提供了一个令人兴奋的研究机会。我们可以通过研究儿童和青少年的饮食数据,看看蛋白质杠杆能否解释这些群体的肥胖问题?

多亏了罗杰,我们结识了博士生米歇尔·布拉姆菲尔德(Michelle Blumfield)和她的导师克莱尔·柯林斯(Clare Collins)教授,后者是纽卡斯尔大学的营养学研究员。她们向我们介绍了"女性及后代健康"这一研究项目,一共有 179 名女性在怀孕期间加入了这项研究。研究团队记录了母亲的饮食和健康情况,以及新生儿体内的营养构成。这项研究计划在孩子 4 岁时追踪他们的健康状况。

我们的研究从两个问题开始:我们能在母亲身上发现蛋白

质杠杆存在的证据吗？母亲的饮食是如何影响新生儿体内营养成分构成的？

当母亲饮食中蛋白质的含量下降时，会导致摄入食物的总能量（以及身体质量指数）升高——这与蛋白质杠杆预测的结果完全一致。当饮食中的蛋白质含量低于16%、脂肪含量高于40%时，这种情况尤其明显。

当我们把新生儿的体内营养构成在母亲的饮食几何图上做标记时，发现了两个规律。首先，当母亲饮食中的蛋白质含量低于16%时，新生儿腹部的脂肪量急剧上升，比采取高蛋白质饮食的母亲所生的孩子要高出许多。其次，当母亲饮食中的蛋白质含量处于一个狭窄区间内——在18%到20%之间时，“婴儿肥”的程度（大腿处测量值）最高。当母亲饮食中的蛋白质含量高于20%时，她们生出的孩子会越来越瘦——这未必是件好事。很明显，当母亲饮食中的蛋白质含量低于18%时，如前所述，孩子就会出现腹部的肥胖，而不是正常的“婴儿肥”。

我们常说的“婴儿肥”，也就是婴儿皮下的脂肪，如果出现在胳膊和腿上，就是健康婴儿的表现。但如果婴儿腹部的脂肪太多，就要敲响警钟了。而当孩子在4岁接受追踪调查时，警钟的声音更响了——那些在孕期选择低蛋白质饮食的母亲，她们孩子的血压有升高迹象。

米歇尔和克莱尔的数据传达了非常明确的信息：为了母亲自己和孩子的健康，建议女性在怀孕期间选择蛋白质含量在18%到20%之间的饮食，同时还要摄入健康的脂肪和碳水化合物。重要的是，当母亲的饮食中蛋白质含量在18%到20%之间，食物中脂肪含量较低（30%）且碳水化合物含量较高（50%）时，摄入微量营养素的情况也是最佳的。这样看来，要想摄入这种比例的常量营养素，女性需要食用丰富多样的食物，以植物为主，兼有动物类食物，这些食物也同样会带来有益健康的维生素和矿物质。

新生儿几乎没有选择自己食物的权利——除了能选择母亲的左侧乳房或是右侧乳房。如果婴儿接受母乳喂养，饮食中蛋白质含量就会很低（大约是 7%），还有 55% 的碳水化合物（主要是乳糖）和 38% 的脂肪。这可以算是我们一生中吃到的蛋白质含量最低的饮食了（当然遭遇饥荒时除外）。但是，毫无疑问这是断奶前最佳的饮食结构，适用于所有的灵长类动物，原因也很有意思：我们人类的脑容量大，还要习得复杂的社会生活，所以需要一个漫长的童年期，才能学会成年人需要知道的一切。低蛋白质的母乳减缓了成长速度，让这一切成为可能。

母乳喂养之所以是最好的，还有一个原因：研究表明，用市场上的配方奶粉来喂养婴儿，会使得他们在长大后比母乳喂养的孩子更容易变得肥胖。相比母乳，市售的配方奶粉中蛋白质含量更高。在给新生儿喂食高蛋白质配方奶粉（蛋白质含量是 11%，而不是 7%）的实验中，出现了一样的结果——婴儿在出生后一年内、学龄期甚至是成年早期，肥胖的风险要高出许多。有鉴于此，主流的配方奶粉生产商正在设计蛋白质含量较低的奶粉。

但是，为什么高蛋白质饮食会导致孩子在将来更容易变得肥胖呢？这不是跟我们先前的发现——低蛋白质的过度加工食品才会导致肥胖——完全相反吗？

没有人知道确切的答案。我们认为原因可能是这种非自然的高蛋白质饮食为他们设定了太高的蛋白质需求目标值，这个目标值在婴儿时期已经高于正常水平。如果婴儿的蛋白质需求目标值被设定得太高，他们将来就必须从低蛋白质的现代西方饮食中摄入更多的卡路里，才能满足他们特定的蛋白质需求目标。当然，这也显示出蛋白质杠杆的强大作用不仅体现在成人身上，在儿童身上也是一样的。

马特·萨宾、克里斯托弗·塞纳（Christoph Saner）和他们在默多克儿童研究院（Murdoch Children's Research Institute）的团队收集了澳大利亚超重儿童生物库（Childhood Overweight BioRepository of Australia）中肥胖儿童和青少年的数据。当我们一起参与分析研究结果时，结论毫不意外。很明显，儿童肥胖的严重程度与蛋白质和卡路里总量之间的关系有关。如果饮食中蛋白质被稀释，伴随着卡路里总摄入量的增长，身体质量指数（BMI）也会提升——和我们在成年人身上的发现一致。儿童和青少年身上也体现出了蛋白质杠杆的作用。

这还不是问题的全部。儿童和青少年需要充足的蛋白质和能量才能长大，同时保持活泼爱动。而每个家长都知道，想要满足孩子们无底洞般的胃口有多困难。但是，如果孩子们花费大把时间坐在电脑屏幕或是电子游戏的显示器前，同时吃下越来越多的低蛋白质、高热量的过度加工食品和饮料时，就会造成对健康的严重破坏。如果在婴儿时期蛋白质需求的目标值又过高，这简直是雪上加霜。

作为刚刚成年的年轻人，童年生活的印记仍然留在我们的身体里，新的负担也会出现。从 20 岁到 30 岁的这 10 年，是全世界人口体重增加最明显的时期。当我们离开家，开始独立生活，开启职业生涯，建立新的关系时，保持健康的饮食、好动的生活方式和规律的睡眠变得愈发困难。在壮年期，身体燃烧的能量比之前少了，意味着我们需要更少的脂肪和碳水化合物提供热量，但是蛋白质需求的目标量却没变。这会导致我们的进食量超过实际需要，从而为肥胖创造了条件。

肥胖对年轻男性和女性健康造成的影响甚至可以通过改变发育中婴儿的基因表达来影响几代人。通过这些表观遗传标记，我们身上都带有父母生活方式的烙印，甚至还可能包括祖父母的生活方式。众所周知，母亲的卵子会将这些遗传标记延续至婴儿的生理机能中，但越来越多的证据表明，精子同样携带着来自父亲饮食习惯的分子信息，再传递给受精卵，就这样为未出生的孩子设定了出生后的健康轨迹。目前尚不清楚这些表观遗传标记是否也设定了新生儿的蛋白质需求目标值，但如果真是如此，那么其影响是显而易见的。

怀孕期间，母亲的蛋白质需求目标值上升，以满足成长中的胎儿的需求。建议准妈妈在孕中期和孕晚期每天多摄入 20 克的蛋白质（大约比平时多出三分之一）。孕妇对能量的需求也有所提高，比平时大约多出 350 千卡（大约多出五分之一）。要达到更高的需求，就需要提升饮食中蛋白质的比例，只需提高一点就可以 —— 不要太多 —— 同时还要注意别吃下过量的碳水化合物和脂肪。

当我们步入中年，在40岁到65岁之间，降低饮食中的蛋白质含量（10%到15%），增加碳水化合物含量（但必须是健康的碳水化合物），同时适量摄入健康的脂肪，就能促进健康，延缓衰老。健康的碳水化合物是指高纤维食品——可以减缓肠道排空，提升饱腹感，给肠道微生物群提供充足的营养以保持肠道健康。这样的饮食结构包括适量的瘦肉、禽类、鸡蛋、鱼、乳制品和坚果；大量的蔬菜、水果、豆类和谷物；适量的有益脂肪，例如橄榄油。

但是，随着我们步入老年，超过65岁时，从饮食中摄取蛋白质的需求目标值又提高了——比中年时高。这是因为身体保留蛋白质的效率大不如前——"浴缸"在老年时期变得千疮百孔。这时的身体越来越倾向于分解肌肉组织中的蛋白质，并在肝脏中将其转化为葡萄糖，这也是为什么肌肉减少会成为晚年的特征之一。蛋白质在饮食中占比达到18%到20%就可以满足这些额外的需求，但是不要摄入过多的卡路里。

耐人寻味的是，这和我们在第八章老鼠实验中发现的规律完全一致。我们的同事阿拉斯泰尔·西尼尔（Alastair Senior）已经证明，老鼠在中年时进食高蛋白质、低碳水化合物的食物会导致死亡的风险最高，但是年迈的老鼠又会从高蛋白质饮食中受益。

◆◆◆

我们已经看到了蛋白质需求目标从出生到死亡的变化过

程，以及它是如何在生命早期，甚至出生前就设定好的。之所以提到这一点，是因为如果蛋白质需求目标太高会导致肥胖这一结论是正确的，就可以解释一些尚未找到答案的重要问题。比如，为什么土著人口，例如美国印第安人、澳大利亚原居民和托雷斯海峡岛民、新西兰毛利人和其他的原住民族群尤其容易因食用加工食品而变得肥胖。也许是因为他们如今已经放弃了传统的高蛋白质饮食方式。最符合这一模式的是住在极地附近的因纽特人。当因纽特人采用典型的西式饮食时，他们是所有人群中最容易肥胖的。而且，因纽特人传统饮食中的蛋白质比例是近代历史上最高的（超过 30%），超过其他所有地区的人口。

这是我们无法逃避的现实：对蛋白质需求的目标值越高，我们就必须吃下更多的食物才能满足。而当饮食中脂肪和碳水化合物的含量高而纤维含量低时，我们摄入的能量也更多。当我们无法燃烧这些额外的卡路里时，体重就开始上升，并且会带来胰岛素抵抗的风险。一旦发生这种情况，我们就被自己的蛋白质需求拖入了一种恶性循环，让体重在当今导致肥胖的食物环境里不断飙升。那么，怎样才能摆脱这种恶性循环？

## 第十三章 速览

1. 身体对蛋白质和能量的需求会随着生活方式的变化而变化，并且这种变化会持续终生，从出生直到老年。我们的蛋白质需求甚至在出生前就已经因父母的生活方式而被设定了。

2. 对蛋白质的需求越高，我们就必须吃下更多的食物来满足需要。而当饮食中的纤维太少且能量太高时，我们就不得不摄入更多卡路里来达到蛋白质的需求目标，这也增加了肥胖和胰岛素抵抗（糖尿病始发因素）的风险。

3. 胰岛素抵抗会导致体内蛋白质的流失速率加快，蛋白质需求目标随之升高，这样一来就形成了恶性循环——暴饮暴食，体重持续增加，随后发展成 2 型糖尿病、心脏病，引发其他的健康问题。

4. 那么怎样才能摆脱这种恶性循环呢？

# 第十四章
# 学以致用

“一切都应该力求简单，”爱因斯坦曾经这样写道，“但不是过度简单。”这正是我们通过各种努力，试图理解营养的方式。

我们科学之旅的第一步，对蝗虫进食的研究挑战了一种过度简单的看法 —— 认为动物只有单一的需求，而它们所有的进食行为都受到这种需求的驱使。我们发现事实要复杂得多。为了控制这种复杂性，我们发明了一个新的概念、一种方法来理解人类为什么进食以及如何进食，这就是营养几何学。

但是几何学跟进食有何关系？我们用它来探索蝗虫营养需求之间的相互关系，将其可视化，将不同的营养需求变成标注。最终，研究表明，在所有的需求中，蛋白质需求对进食行为的影响最大，但不是唯一的影响因素。蝗虫会竭尽所能地摄入适当数量的蛋白质来维持自身的健康发育 —— 既不能太多，也不能太少。

这个发现是本书中最重要的洞见之一，并且指引着我们之后的研究：绝大多数动物对蛋白质都有着强烈的需求，这种强烈需求会导致它们吃下的其他营养物质的数量不是太多就是太少，包括脂肪和碳水化合物。如果动物对蛋白质的需求没有得到满足，就会过量饮食。一旦它们获取了足够的蛋白质，身体就会制止它们吃下更多食物。

这是我们对营养摄入的简单总结——而不是过度简化。

这个发现让我们准备好应对最大的挑战：这能否帮助我们理解为什么在如此精密复杂的物种——人类身上会出现这么大的营养问题？在塑料小盒里的蝗虫身上发现的规律，是否同样适用于人类？要知道，人类吃什么和吃多少可是有无数种选择的。

是的，事实证明确实适用。我们攀登高山、探索岛屿、穿越沙漠、深入城市，研究的物种从黏菌、猴子、蟋蟀跨越到人类的大学生。我们发现，人类的营养摄入并没有比其他生物复杂。我们人类也有对蛋白质的强烈需求，这种需求也同样决定了我们的饮食内容和摄入量。

然而，随着现代食物环境的剧变，尤其是过度加工食品代替了传统的天然食品，我们的饮食结构已经失衡。过度加工食品让我们吃下过量的、不该吃的东西。现如今的全球健康危机——肥胖、糖尿病和心脏病，就是人类食物来源转变的直接结果。

我们应该对那些看似渺小的蝗虫心存感激，因为是它们教会了我们重新思考营养和饮食，并把我们送上了一趟持续终生的旅程：以此视角去审视自然界，再审视我们自己。

那么，这一切对你来说意义何在？我们希望自己领悟的经验可以帮助你做出健康、明智的饮食抉择。为了更好地帮助大家，我们对主要观点进行了总结，同时附上例子，以解释这些经验可以怎样应用于实践。

## 我们已经知道的

1. 对蛋白质的特定需求是普遍存在的。这一需求不断进化以帮助所有动物达到蛋白质需求的目标值。当动物需要蛋白质时，它们会对蛋白质的味道产生饥饿感。当人类缺乏蛋白质时，同样无法抗拒那令人咂嘴的鲜味。
2. 蛋白质需求会与其他需求（包括对碳水化合物、脂肪、钠和钙的需求）共同作用，指导动物选择健康、均衡的饮食。
3. 这种需求系统是从自然食物环境中逐渐进化而来的，在这种环境里，食物中含有的所有营养物质之间都存在着明确的相关性。这就意味着，只要调节上述 5 种营养物质至合适的摄入量，那么均衡饮食所必需的其余部分（其他数十种有益成分）就会随之而来。
4. 但即使是在自然环境中，有时也会出现某种食物匮乏的情况，可能导致不平衡的饮食。在这种情况下，不同需求之间会相互竞争，而不是共同合作。
5. 在人类和其他许多物种身上——但不是全部物种——蛋白

质在竞争中都胜出了。结果就是蛋白质需求主导了整体的进食模式。

6. 如果食物环境中蛋白质含量过低，我们就会过量饮食，直到蛋白质需求得到满足。而如果蛋白质的比例超过了身体所需，那么这一需求就会更快得到满足——我们摄入的总热量就会更少。
7. 这并不意味着蛋白质越多越好——甚至截然相反。从酵母细胞到苍蝇、老鼠和猴子，生物已经进化到不会过度摄入蛋白质。这样做的理由很充分，主要因为一点：摄入过多蛋白质会开启加速衰老和缩短寿命的生物学进程。
8. 由于食物系统的工业化，人类平衡自身营养摄入的能力已经严重受损。我们所做的是：

- 通过添加糖类、脂肪、盐和其他化学物质，让蛋白质含量很低的过度加工食品变得异常美味，而这种美味不是天然的；
- 用大量廉价的过度加工脂肪和碳水化合物稀释了食物中蛋白质的含量；
- 促进饱腹感、滋养肠道菌群的纤维摄入减少了，从而切断了食欲需求系统的刹车机制；
- 通过对过度加工食品的激进营销，包括向儿童开展营销活动，改变了全世界的饮食文化，并且让消费者习以为常；
- 为了满足全球对肉类蛋白质的需求，用不可持续的方式提高动物产品的产量，破坏了环境；

- 大气中二氧化碳的含量增加，导致主食植物中蛋白质含量下降。

实话说，这一系列发现着实令人惊恐。它表明我们人类亲手给自己设计了一个与自身营养机制不相容的食物环境。但好消息是我们已经掌握了足够多的知识，可以与身体的生理机制合作来解决问题，而不是与其对抗。

让我们从玛丽的故事开始吧。

## 玛丽的故事：一个故事，两种结局

玛丽今年 45 岁。她已经是两个十几岁孩子的妈妈。玛丽的运动量一般，运动充其量只能算是在干家务和照顾家人之间轮轴转带来的额外好处，虽然她一年前办了健身房的会员卡并尽力每周去上一节课。玛丽担心自己体重增加，千方百计地努力将 BMI（身体质量指数）维持在 25 左右。因为如果 BMI 超过 25，就会被医学专家认定为超重。在玛丽生活的澳大利亚，有三分之二的成年人都超重了。因为玛丽身高 1.6 米，体重 64 千克，她现在的 BMI 正好是 25。（你可以自己计算 BMI，公式是用千克单位的体重除以以米为单位的身高的平方。如果你习惯用磅和英寸来计算，网上也有在线计算器帮助你计算 BMI。）

那么，玛丽的蛋白质需求目标值是多少呢？估算的方法有很多种，我们来选择一个简单的。对于玛丽的年纪而言，一份健康的食物应当在总热量中含有 15% 的蛋白质。我们可以使用哈里斯-本尼迪克特公式（Harris Benedict formula）来估算她每天的总热量需求。这一公式以美国植物学家詹姆斯·哈里斯（James Harris）和化学家、生理学家弗朗西斯·本尼迪克特（Francis Benedict）命名，他们在1919年发明了这一计算方法。哈里斯-本尼迪克特公式可以合理准确地估算代谢率。网上有很多计算器可以帮助你计算热量需求，只需输入你的体重、身高、性别、年龄和运动量，公式就会合理估算出能量的总需求——你每天该摄入多少卡路里才能维持生命并保持体重。

根据这一公式，玛丽一天需要的热量是1880千卡。如果她每天都保持这个摄入量，那么她的体重既不会增加，也不会减少。

1880千卡的15%——推荐的蛋白质比例——就是282千卡。因为每克蛋白质包含的热量是4千卡，那么282千卡热量就需要在一天的饮食中获得70.5克的蛋白质（非常精确！）。剩下的1600千卡，玛丽需要从饮食中的碳水化合物和脂肪组合中获得。我们现在先不操心这些。

70.5克蛋白质是什么样子的呢？以下任何一种食物选择都含有70.5克蛋白质：

320克熟瘦肉或鱼肉

680克纯酸奶或乡村奶酪

2100毫升新鲜牛奶

850克熟芸豆、扁豆或鹰嘴豆

10个鸡蛋

370 克坚果

或 1400 克甜甜圈和炸薯条（我们是认真的）

当然，所有食物都不仅含有蛋白质，还含有碳水化合物、脂肪、微量营养素和纤维。这就意味着，如果玛丽想要从上述食物选择中获得 70.5 克的蛋白质，她摄入的热量可能会大不相同。比如，如果选择吃鱼，摄入的热量就是 580 千卡；如果选择甜甜圈和炸薯条，吃下去的热量会相当惊人 —— 5500 千卡。

所以，玛丽每天需要进食 70.5 克的蛋白质，并且食物总热量不能超过 1880 千卡。

◆◆◆

这几个月玛丽过得很辛苦，她的饮食习惯也略有改变。每个星期，她都会叫几次晚饭的外卖。伴侣一直在外旅行，接孩子、买食材、做饭和做家务都帮不上忙。工作上也是困难重重，玛丽每天必须开车穿过整个城市去往新客户的办公室，不仅路程更远，还得经过水泄不通的拥堵路段。当她回到家，处理完一天内的各种大小事宜，做饭已经是她最不想干的事情了。反正，冰箱里也没有新鲜食物了 —— 她已经五天没有去过超市了。

比萨包装盒终于清理干净，孩子明早上学的书包也收拾好了，明天开会的文件也读完了，玛丽瘫坐在电视前品尝着红酒，顺手打开了一包薯片。

尽管玛丽的饮食和家庭生活都是一团乱麻，但身体里古老而强大的蛋白质需求却不停地督促她一定要每天吃够 70.5 克的蛋白质目标值。原本她饮食中的蛋白质比例是 15%，但额外的脂肪和碳水化合物将这个比例稍稍稀释了，降低到了 13%。仅仅 2% 的差异，听起来也没什么区别，不是吗？我们来计算一下：

如果玛丽饮食中的蛋白质含量是 15%，那么她每天应该摄入的热量是 1880 千卡，这正是她保持目前体重所需要的热量值。

现在，玛丽饮食中的蛋白质含量是 13%，想要满足同样的蛋白质需求目标值，就得摄入 2170 千卡的热量 —— 比她保持目前体重所需的热量还要再多摄入 290 千卡。

我们来看看这个数字：290 千卡相当于两罐含糖汽水的热量，或是一块巧克力，或是一包薯片。这听起来也没增加多少，但是除非玛丽把这部分额外的热量消耗掉，否则她的体重很可能会增加。如果她在饮食中继续保持 13% 的蛋白质比例，数年之后，她的体重会增加 12 千克，达到 76 千克，BMI 就会达到 30 —— 加入了肥胖大军。

接下来，玛丽的故事会如何发展？

## 一种结局

玛丽的体重虽然增长缓慢，但是一直在稳定上升。当体重涨到 76 千克时，她需要每天都多摄入 290 千卡来保持现在的体重。这是因为，块头越大，需要的热量也越多。那么，你肯定会觉得，至少玛丽的体重不会再增加了。但是，你错了。正如我们在上一章解释的那样，浴缸的漏水效应意味着玛丽比开始时增加的 12 千克不仅难以保持，对蛋白质的需求还在不断增加，这让她陷入了恶性循环之中。实际上，这会让玛丽变得越来越重。

由于深陷恶性循环，玛丽的蛋白质需求目标值会不断提高，而这种需求会不停地驱使她继续过量饮食。玛丽吃下的纤维比以往任何时候都少，这意味着控制需求的刹车机制出现了缺陷，而她饮食中所有的过度加工食品都是罪魁祸首。玛丽的肠道菌群也会注意到纤维的缺失，并且会开始通过便秘和不规律的排便让她感到不适。

由于体重增加，玛丽新的蛋白质需求目标值是 76 克。看上去仅仅比之前的目标值 70.5 克提高了 5.5 克 —— 相当于每天多一个鸡蛋。虽然这听起来无关痛痒，但后果却是极其严重的。

按照饮食中 13% 的蛋白质含量，现在的玛丽每天需要摄入 2340 千卡的热量才能获得 76 克的蛋白质。正因为多出来的这 168 千卡，玛丽的体重很快就会飙升到 83 千克，身体质量指数（BMI）也会达到 32.4。这甚至还不是最后的结局：随着胰岛素抵抗的增强，玛丽的蛋白质需求目标值会持续走高，导致更严重的健康问题，其中就包括 2 型糖尿病。

## 另一种结局

玛丽及时悬崖勒马，避免体重继续增加。她需要做的就是重新回到15%蛋白质比例的饮食，摒弃吃垃圾食品的恶习，同时在饮食中加入一些纤维。剩下的都交给蛋白质需求去完成。

玛丽其实并不需要刻意去吃富含蛋白质的食品，这或许有点反直觉，但却十分重要。只要减少290千卡的脂肪和碳水化合物，玛丽就能把原本13%的蛋白质比例提升到健康的15%。玛丽还是够达到70.5克的蛋白质需求目标值，而摄入的热量比以前少了，体重也会逐渐回落到64千克。只要躺在沙发上少吃一袋薯片就能解决这个问题，或者少喝两罐汽水、啤酒，抑或是少吃一块巧克力。想要解决纤维摄入的问题，可以多吃一些水果、蔬菜、豆类或全谷物，同时补充必要的微量营养素和健康的植物化学物质。（全谷物包括谷物种子的所有部分，例如小麦、斯佩耳特小麦、黑麦、燕麦、大麦、小米和大米。精制谷物只包括种子里含淀粉的部分，而含有纤维的麸皮和富含营养的胚芽都被去掉了。）

如果玛丽更努力一些，能减少510千卡脂肪和碳水化合物的摄入，饮食中的蛋白质含量就能达到17%，那么她只需要摄入1660千卡的热量就可以满足蛋白质需求目标了。这比她维持66千克体重所需的热量少150千卡左右。玛丽可以从她的最爱中选择两项来放弃：一包薯片、一块巧克力、几罐汽水或啤酒，或是一杯红酒。这次，还是不用吃额外的蛋白质——蛋白质需求目标不变，还是70.5克，问题取决于玛丽为了达到这个目标从其他食物中获得了多少热量。

别忘了，玛丽还可以增加运动量来燃烧多余的热量，从总体上改善身体状况。

玛丽是发达国家中每个中年女性或男性的缩影。她的问题困扰着我们所有人，但是她的解决方案也可以为我们所用。

当玛丽到了 65 岁或以上的年纪，她需要提高蛋白质的摄入，每天增加大约 25 克，饮食中的蛋白质含量达到 20%。原因我们在前一章已经解释过：随着年龄的增长，浴缸的水越漏越多，除非提高摄入量，否则就有肌肉量减少的风险。

## 马修的故事

马修今年 25 岁。一年前他大学毕业，离家前往新的城市，在一间办公室开始了全职工作。马修的工作时长不短，常常要工作到深夜。做饭从此与他无缘，叫外卖更方便快捷。在十几岁的时候，马修是一位极具天赋的橄榄球运动员，通过努力训练拥有了健壮的体魄。经过 3 年多的锻炼，马修从一棵细长条的“豆芽菜”蜕变成体重 85 千克的肌肉男孩。马修的混合蛋白质奶昔、鸡蛋和整盒的鸡胸肉把家里的冰箱填得满满当当，这也让他的父母感到抓狂。不过，这样的日子已经一去不返了。马修不再是一名橄榄球运动员，高强度的训练也随之结束。

在马修的运动生涯里，他每天要吃下约 135 克蛋白质，这是他保持充足肌肉并促进其生长所必需的。马修还需要每天摄入 3550 千卡的热量来支持高强度的体育活动。现在的他整天坐在电脑屏幕前工作，每天燃烧的热量只有 2550 千卡。没有了橄榄球和力量训练，马修的肌肉开始萎缩——如果你不使用它，就会失去它——但是肌肉依然会通过蛋白质需求来表达自己的需要。

在运动员生涯的最后时期，如果马修坚持 15% 蛋白质比例的饮食结构（摄入 135 克蛋白质意味着摄入 3660 千卡的热量），那么他的蛋白质和热量都正好命中靶心。现在的问题是，进入职场的马修每日需要的热量比之前少了 1000 卡路里。按照 15% 的蛋白质比例，马修每天只要吃 95 克的蛋白质就够了。但是，拜之前的运动生涯所赐，马修的蛋白质需求目标值仍然很高，并且始终难以满足，这就促使他一直吃东西。

马修需要花上一段时间重新调整蛋白质需求目标，这样才能更适合他目前久坐的生活方式。但是这个时间具体要多长，还需要科学研究，我们并不知晓。不过等到那时，马修的腰围恐怕已经体现出日积月累摄入多余热量的结果——因为他仍然要满足运动员训练时期的高蛋白质需求目标。许多健康的年轻人在二三十岁时就会出现这种趋势，马修也不例外，这为四五十岁时的慢性健康问题埋下了隐患。

马修应该怎么办？为了避免体重增加，他需要把摄入的热量控制在 2550 千卡，同时还要满足自己贪婪的蛋白质需求——每天 135 克的蛋白质摄入已经高于必要需求了。想要实现这一目标，马修只需把饮食中的蛋白质比例从 15% 提升到 21%。照此操作，马修就可以同时满足蛋白质的需求目标值

（135 克）和能量需求（2550 千卡）。减少饮食中的过度加工食品，同时增加纤维的摄入，这是帮助马修把饮食中蛋白质含量提升到 21% 的简便方法。不过，增加饮食中富含蛋白质食物的分量同样也可以达到目的，例如每天增加 20 到 30 克的蛋白质摄入。

这很简单。

◆◆◆

在人类这个物种存在的大部分历史中，减肥一事几乎是不存在的，然而在当下，减肥却是我们之中很多人共同的目标。想要减肥已经够困难了，而在体重下降后保持不再反弹可谓难上加难。这种溜溜球效应我们已经司空见惯了，用最时髦的食谱减肥，然后反弹回原来的体重，还有更糟糕的——不降反增。对减肥行业来说，这可是一种梦寐以求的商业模式，然而人体的生理机制和现代食物环境的结合让这种模式几乎成为不可避免的结果。

正如我们在玛丽和马修的故事里看到的那样，蛋白质杠杆可以为我们提供帮助。大规模的临床试验——例如在欧洲国家进行的饮食、肥胖与基因研究（Diet, obesity and genes，缩写为 DIOGENES）——已经证明，高蛋白质比例（25%）的饮食搭配健康且消化起来较慢的碳水化合物可以在一段时间的低卡路里饮食后（在研究中是连续 8 周每天摄入 800 千卡热量）继续帮助你保持减轻后的体重。

不过，还有一个常见的新手错误——把高蛋白质饮食结构的益处当作了蛋白质本身的益处。这种错误的逻辑是这样的：高蛋白质饮食可以让你减重；减重后，你的健康状况也改善了；所以，是蛋白质让你变得健康了。但是，蛋白质并不是可以治疗糖尿病、心脏病和其他肥胖并发症的药物。正如我们已经知道的，高蛋白质的饮食结构限制了卡路里的总摄入量，而其他的好处都由此产生。

但是，现如今还有一群时髦饮食方式的拥护者认为："如果蛋白质是有益的，那么肯定是越多越好。"这是另一个常见的逻辑错误。这就跟"任何好东西都应该越多越好，而不是确保合适的数量"一样错误。很多物质都是有益的——盐、水和维生素——但是如果数量太多，就会变成有毒物质。蛋白质也是这样，碳水化合物和脂肪也同理。

高蛋白质饮食哲学已经流行了一段时间。罗伯特·阿特金斯（Robert Atkins）的书让这一理论变得流行起来，在书中他推荐了低碳水化合物、高脂肪和高蛋白质的饮食结构，以此达到减肥的目的。他确实是对的，现在我们都知道其中的原因——选择了这种饮食结构，摄入的总热量就会变少，因为你专注于满足蛋白质需求。在阿特金斯饮食法出现后，原始人饮食法、生酮饮食法、肉食饮食法和其他低碳水化合物甚至零碳水化合物饮食法接踵而至，这些饮食法都建议我们只吃肉、鱼、鸡蛋和黄油（更谨慎者可能会摄入一点纤维），这样就可以轻轻松松控制体重，拥有健康强健的体魄。

这些方法都能促进减肥，并且百发百中。蛋白质消除了饥饿感，碳水化合物含量极低的生酮饮食法会让身体燃烧酮（以这种方式饮食，你每天摄入的碳水化合物会少于 20 克 —— 相当于 1 个苹果的碳水化合物含量）。酮是脂肪分解的产物，它代替葡萄糖成为细胞最主要的燃料。即使是在蛋白质水平适中的情况下，酮似乎也有助于遏制热量的摄入。

蛋白质含量低（9%）、脂肪比例极高（90%）的生酮饮食在特定情况下具有治疗作用，例如治疗儿童癫痫；而碳水化合物含量极低、总热量也低的食谱也可以逆转 2 型糖尿病的症状。但是，大多数人都不宜把这两种食谱当作日常饮食，因为它们都是不可持续的，也是不可取的。即使是没有那么极端，低碳水化合物、高脂肪饮食也很难坚持下来 —— 我们中的大多数人很快就会回到更均衡的饮食方式，进食常量营养素的混合物。

原因很简单 —— 如果把饮食中的大部分碳水化合物都剔除，那么碳水化合物的需求就会被激活，你就会特别想吃富含淀粉的甜食。试着连续几天减少碳水化合物的摄入，看看效果如何。如果在你的饮食中蛋白质的含量也很低，那么你就会对蛋白质和碳水化合物产生双重渴望，同时，你越来越不想看见任何脂肪，因为身体对脂肪的需求会告诉你别再吃了。你身体的营养需求只是单纯想要完成它们进化出来的功能 —— 竭尽所能地引导你实现均衡饮食。

如果你持续进行低碳水化合物（或者任何极端类型）的饮食，并且能够排除万难坚持下去，你的身体最终会适应这种饮食习惯。在饮食方面，我们人类的灵活性格外的高，这是物种成功的标志。我们可以适应那些并不理想的饮食，例如传统的因纽特人（以鱼和哺乳动物的肉和脂肪为基础）、肯尼亚马赛人（以牛奶和血液为食）或是冲绳人（低蛋白质、以红薯为主食的饮食）。

不过，这也有不利的一面——你越是限制你的营养选择，你失去新陈代谢灵活性的风险就越高，并且你会发现，想要转换成不同的饮食模式开始变得困难。这是因为，我们的生理机制已经进化，我们期待在不同的季节会有不同的食物，夜里我们不吃任何东西，我们既体验过饱餐，也忍受过饥饿。从生理学角度看，我们就像运动员一样，需要拉伸肌肉和肌腱，这样才能保持灵活应对任何挑战的能力。除非让我们的生理机制“拉伸”，否则我们会逐渐失去享用各种健康饮食的能力。

现在，减肥对健康和寿命来说无疑是一件好事——如果你的体重已经超过健康体重水平，尤其是你已经出现了糖尿病和心血管疾病的迹象时。减重对改善各种不良的健康指标大有裨益。

但是，根据我们对于有关长寿的分子机制的了解，高蛋白、低碳水化合物和高脂肪的饮食结构本身就有潜在风险。我们在昆虫和老鼠身上做的实验，赢得了世界各地科学家们的支持。这些实验表明，这样的饮食结构激活了古老且普遍存在的生物化学路径，刺激了生长和繁殖。但与此同时，它们也关闭了机体维持健康长寿的修复和维护路径。

是否有证据证明这些风险在人类身上也是真实存在的？现有的证据越来越多，但是研究的时间还太短，还不足以下结论。由于显而易见的原因，我们不能像对昆虫和啮齿动物那样，对人类营养进行严格控制的终身实验。解读短时期的人类饮食实验和营养调查困难重重。不同饮食法的阵营往往对结论有不同看法，他们通常只关注单独的某一种营养物质，争论的都是脂肪和碳水化合物的相对作用。

但不可否认的是，在长寿与成长的路径上，我们人类与酵母、蠕虫、苍蝇、老鼠和猴子的基本分子生物机制别无二致。这就给我们提出了问题：长期摄入高蛋白质、低碳水化合物的饮食会缩短寿命——对于这一生物的规律，我们人类成为罕见例外的概率有多大？我们认为，这一概率很低——趋近于零。尤其是当你想到目前地球上最长寿、最健康的人群的饮食是低蛋白质、高碳水化合物的天然食品时。

## 终极建议：如何像动物一样进食

玛丽和马修已经实践了本书中的重要发现——从黏菌、狒狒、蝗虫、同类相食的蟋蟀、果蝇、老鼠、猫、狗和灵长类动物身上，我们获得了宝贵的经验。这些动物都是同一趟奇妙的进化旅程的一部分，我们人类也身处其中。为了满足祖先对无穷无尽的美味、方便又廉价的食品的需求，我们想方设法地改变着自己的世界。造成的后果却是灾难性的。我们需要找回身体所需要的营养，与自己的生理机制合作，而不是总想着更聪明地打败它。

让我们用一些建议来结束这段旅程吧，让这些建议来接管你的食物环境，让营养需求为你服务。这并不是给你的生活方式开处方，而是接受研究得出的科学依据。这将是一张通向健康、愉快的饮食之旅的路线图。

1. 通过以下三个步骤估算你的蛋白质需求目标值：

**第一步**　根据你的年龄、性别和运动强度测算每天的能量（卡路里）需求。可以用哈里斯-本尼迪克特公式来计算，很多网站都会提供在线计算程序。

**第二步**　计算总能量中蛋白质应该占据多少（也就是你的蛋白质需求目标值），将第一步中得出的总能量乘以以下系数：

儿童和青少年：0.15（也就是蛋白质含量为 15% 的饮食结构）

青年（18～30 岁）：0.18

孕期和哺乳期女性：0.20

成年（30～40 岁）：0.17

中年（40～65 岁）：0.15

长者（大于 65 岁）：0.20

**第三步**　将计算出的值除以 4，得到的就是你每天应该摄入的蛋白质克数。记住，每克蛋白质提供 4 千卡的能量。

2. 避免食用过度加工食品。让过度加工食品远离你的居所。如果它们出现在家中，你可能就会把它们一扫而光。过度加工食品让人无法抗拒，是全世界慢性病危机的罪魁祸首——它们扭曲了营养与需求之间的相互作用。那么，如何才能识别出过度加工食品？我们看看卡洛斯·蒙泰罗的描述：

> 有一个识别过度加工食品的实际方法，就是看它的配料表是否包含NOVA系统过度加工食品类别中至少一个特征。也就是从来不会在厨房中出现的食物，或是极其罕见的成分（例如高果糖玉米糖浆、氢化或酯化植物油以及水解蛋白质），或是含有让最终产品更可口、更吸引人（例如香精、增味剂、色素、乳化剂、乳化盐、甜味剂、增稠剂、消泡剂、膨化剂、碳酸化剂、起泡剂、胶凝剂和上光剂）的添加物质。

3. 从各种动物（家禽、肉类、鱼类、鸡蛋和乳制品）和植物（种子、坚果和豆类）来源中选择高蛋白质食品，以满足你的蛋白质需求目标值，同时确保氨基酸比例平衡，这样能最有效地满足你对蛋白质的需求。如果你是素食主义者（当然这并不是不好的事），你就需要更努力地进食多种多样的食物，因为单一的植物蛋白质在氨基酸比例上不如很多动物来源的蛋白质平衡。

为了帮助你理解如何达到蛋白质需求目标值，我们在查尔斯·帕金斯中心的营养学家同事阿曼达·格雷西（Amanda Grech）博士提供了如下食物清单，列出了它们的蛋白质、脂肪和碳水化合物含量，以及热量值、饱和脂肪和钠的含量。

## 每100g食物的平均营养成分

| 食物大类 | (n) | 蛋白质比例* | 能量比例^ | 能量(千卡) | 蛋白质(克) | 蛋白质(%E) | 碳水化合物(克) | 膳食纤维(克) | 脂肪总量(克) | 饱和脂肪酸总量(克) | 钠(毫克) |
|---|---|---|---|---|---|---|---|---|---|---|---|
| 牛奶、酸奶、奶酪和其他乳制品 | 14784 | 12.9 | 10.9 | 89.2 | 4.0 | 17.8 | 8.7 | 0.2 | 4.4 | 2.4 | 96.3 |
| 红肉、鸡肉和海鲜 | 12142 | 40.4 | 18.3 | 194.9 | 16.2 | 33.2 | 8.8 | 0.6 | 10.3 | 3.1 | 515.0 |
| 鸡蛋 | 2036 | 4.1 | 2.4 | 185.4 | 12.1 | 26.1 | 3.3 | 0.1 | 13.5 | 4.3 | 433.8 |
| 豆类、坚果和种子 | 3183 | 4.0 | 3.7 | 231.2 | 9.5 | 16.4 | 21.6 | 5.5 | 13.1 | 2.2 | 344.3 |
| 面包、谷物、蛋糕、饼干、米饭，以及意大利面、米饭、玉米的加工制品 | 25213 | 30.6 | 38.9 | 230.2 | 6.8 | 11.9 | 32.2 | 2.2 | 8.4 | 2.8 | 396.3 |
| 水果 | 9766 | 1.4 | 4.8 | 56.8 | 0.6 | 4.3 | 13.5 | 1.3 | 0.5 | 0.1 | 4.6 |
| 蔬菜 | 15424 | 4.0 | 7.1 | 106.4 | 2.3 | 8.5 | 14.7 | 2.0 | 4.8 | 1.1 | 257.9 |
| 调味料 | 3182 | 0.1 | 1.5 | 452.0 | 1.0 | 0.9 | 6.9 | 0.1 | 47.0 | 12.1 | 795.8 |
| 糖果和酒精/非酒精饮料 | 34703 | 2.5 | 12.5 | 14.6 | 0.1 | 3.0 | 2.8 | 0.0 | 0.1 | 0.0 | 6.6 |
| 合计 | 120433 | 100.0 | 100.0 | | | | | | | | |

(n) = 参与者报告此类食物的次数

* 在美国人的饮食中，每组食物对蛋白质的贡献比例

^ 在美国人的饮食中，每组食物对能量的贡献比例

%E = 蛋白质占热量的百分比

## 由 2015—2016 年度美国健康与营养调查*参与者报告的每 100 克不同食物类别和特定食物的平均营养成分^

| 食物类别和特定食物 | （n） | 能量（千卡） | 蛋白质（克） | 蛋白质（%E） | 碳水化合物（克） | 膳食纤维（克） | 脂肪总量（克） | 饱和脂肪酸总量（克） | 钠（毫克） |
|---|---|---|---|---|---|---|---|---|---|
| **乳制品和相关食品**[1] | 14784 | 89.2 | 4.0 | 17.8 | 8.7 | 0.2 | 4.4 | 2.4 | 96 |
| 纯牛奶[3] | 4822 | 51.9 | 3.3 | 25.1 | 4.8 | 0.0 | 2.2 | 1.3 | 45 |
| 全脂草莓牛奶 | 19 | 81.3 | 3.0 | 14.6 | 10.6 | 0.0 | 3.1 | 1.7 | 43 |
| 零脂肪希腊酸奶 | 11 | 59.0 | 10.2 | 69.1 | 3.6 | 0.0 | 0.4 | 0.1 | 36 |
| 水果味全脂酸奶 | 26 | 86.9 | 3.1 | 14.3 | 12.4 | 0.1 | 2.9 | 1.8 | 44 |
| 高乳脂奶油 | 5 | 340.0 | 2.8 | 3.3 | 2.7 | 0.0 | 36.1 | 23.0 | 26 |
| 奶酪[2] | 1580 | 362.2 | 24.0 | 26.5 | 4.1 | 0.0 | 27.7 | 16.3 | 744 |
| 布里奶酪 | 11 | 332.3 | 20.8 | 25.0 | 0.4 | 0.0 | 27.7 | 17.4 | 631 |
| 切达奶酪 | 465 | 404.8 | 22.9 | 22.6 | 3.1 | 0.0 | 33.3 | 18.9 | 653 |
| 加工干酪、美国干酪 | 861 | 297.5 | 15.9 | 21.4 | 8.7 | 0.0 | 22.3 | 12.7 | 1253 |
| 冰激凌 | 1157 | 215.3 | 3.7 | 6.9 | 26.1 | 0.7 | 10.9 | 6.3 | 84 |
| 巧克力冰激凌，淋一大层巧克力酱 | 4 | 302.8 | 5.6 | 7.4 | 11.9 | 1.1 | 25.8 | 15.9 | 56 |
| **红肉、鸡肉、水产品和相关食品** | 12142 | 194.9 | 16.2 | 33.2 | 8.8 | 0.6 | 10.3 | 3.1 | 515 |

（续表）

| 食物类别和特定食物 | (n) | 能量（千卡） | 蛋白质（克） | 蛋白质（%E） | 碳水化合物（克） | 膳食纤维（克） | 脂肪总量（克） | 饱和脂肪酸总量（克） | 钠（毫克） |
|---|---|---|---|---|---|---|---|---|---|
| 肉排类 | 933 | 225.2 | 27.7 | 49.3 | 0.9 | 0.1 | 11.7 | 4.6 | 431 |
| (不含肥肉的)烤牛肉 | 35 | 149.8 | 29.1 | 77.8 | 0.0 | 0.0 | 3.7 | 1.4 | 417 |
| (含肥肉的)猪排 | 18 | 211.3 | 27.7 | 52.4 | 0.0 | 0.0 | 10.5 | 3.3 | 514 |
| 加工肉类：香肠、热狗和萨拉米香肠 | 1984 | 218.7 | 16.2 | 29.6 | 2.4 | 0.0 | 15.8 | 5.4 | 970 |
| 鸡肉 | 2678 | 229.6 | 21.6 | 37.6 | 7.0 | 0.4 | 12.5 | 2.8 | 507 |
| (不带鸡皮的)烤鸡胸肉 | 63 | 175.6 | 29.6 | 67.5 | 0.0 | 0.0 | 5.5 | 1.0 | 353 |
| 快餐炸鸡腿 | 32 | 292.8 | 16.2 | 22.2 | 12.9 | 0.4 | 19.6 | 4.6 | 748 |
| 鱼类 | 261 | 178.2 | 21.4 | 48.1 | 4.0 | 0.2 | 8.1 | 1.6 | 467 |
| 含肉的汉堡和三明治 | 1525 | 262.0 | 13.3 | 20.3 | 22.0 | 1.2 | 13.3 | 4.8 | 568 |
| 芝士汉堡 | 57 | 270.3 | 13.5 | 20.0 | 25.5 | 1.9 | 12.9 | 5.8 | 628 |
| 全麦面包鸡肉三明治配沙拉 | 3 | 203.5 | 16.2 | 31.8 | 19.6 | 3.0 | 7.0 | 1.3 | 364 |
| **鸡蛋和相关菜肴** | 2036 | 185.4 | 12.1 | 26.1 | 3.3 | 0.1 | 13.5 | 4.3 | 434 |
| 完整鸡蛋、蛋黄或蛋白 | 863 | 184.4 | 13.2 | 28.5 | 0.9 | 0.0 | 13.8 | 4.3 | 442 |

（续表）

| 食物类别和特定食物 | （n） | 能量（千卡） | 蛋白质（克） | 蛋白质（%E） | 碳水化合物（克） | 膳食纤维（克） | 脂肪总量（克） | 饱和脂肪酸总量（克） | 钠（毫克） |
|---|---|---|---|---|---|---|---|---|---|
| **豆类、坚果、种子食物和相关菜肴** | 3183 | 231.2 | 9.5 | 16.4 | 21.6 | 5.5 | 13.1 | 2.2 | 344 |
| 豆类和相关菜肴 | 411 | 166.8 | 8.4 | 20.3 | 23.6 | 8.1 | 4.7 | 0.7 | 228 |
| 熟黑豆 | 8 | 133.6 | 8.9 | 26.6 | 24.3 | 10.1 | 0.4 | 0.1 | 348 |
| 扁豆和相关菜肴 | 110 | 193.3 | 9.1 | 18.9 | 24.9 | 7.5 | 6.9 | 1.1 | 252 |
| 熟扁豆 | 20 | 115.5 | 9.0 | 31.1 | 20.0 | 7.9 | 0.4 | 0.1 | 196 |
| 籽实 | 23 | 576.3 | 19.1 | 13.3 | 23.8 | 11.0 | 49.2 | 5.2 | 462 |
| 坚果 | 744 | 598.3 | 18.8 | 12.6 | 22.0 | 8.2 | 52.9 | 7.1 | 175 |
| 花生酱 | 308 | 580.4 | 21.5 | 14.8 | 23.0 | 5.1 | 49.0 | 9.7 | 431 |
| **谷物、谷物制品和相关菜肴** | 25213 | 230.2 | 6.8 | 11.9 | 32.2 | 2.2 | 8.4 | 2.8 | 396 |
| 小麦、碎麦面包和全麦面包 | 1401 | 270.7 | 11.0 | 16.3 | 47.0 | 5.1 | 4.4 | 0.9 | 472 |
| 牛角面包、贝果、英式麦芬和蛋糕卷 | 2985 | 303.8 | 9.1 | 12.0 | 50.6 | 2.4 | 7.0 | 2.2 | 494 |
| 熟藜麦 | 19 | 119.9 | 4.4 | 14.6 | 21.2 | 2.8 | 1.9 | 0.2 | 163 |
| 意大利面 | 17 | 148.2 | 6.0 | 16.1 | 29.9 | 3.9 | 1.7 | 0.2 | 235 |
| 熟白米饭 | 570 | 129.2 | 2.7 | 8.3 | 28.0 | 0.4 | 0.3 | 0.1 | 245.3 |

（续表）

| 食物类别和特定食物 | （n） | 能量（千卡） | 蛋白质（克） | 蛋白质（%E） | 碳水化合物（克） | 膳食纤维（克） | 脂肪总量（克） | 饱和脂肪酸总量（克） | 钠（毫克） |
|---|---|---|---|---|---|---|---|---|---|
| 熟糙米饭 | 110 | 122.4 | 2.7 | 8.9 | 25.4 | 1.6 | 1.0 | 0.3 | 202.2 |
| 早餐谷物 | 2345 | 374.8 | 7.7 | 8.2 | 80.8 | 6.3 | 4.3 | 1.0 | 436 |
| 麦圈 | 122 | 375.8 | 5.3 | 5.6 | 88.0 | 9.3 | 3.4 | 1.8 | 470 |
| 麸皮麦片 | 2 | 258.9 | 13.1 | 20.3 | 74.2 | 29.3 | 4.9 | 1.1 | 258 |
| 比萨等含奶酪的快餐 | 3 | 266.2 | 11.4 | 17.1 | 33.3 | 2.3 | 9.7 | 4.5 | 598 |
| 玉米片配奶酪、肉和酸奶油 | 5 | 215.5 | 6.3 | 11.7 | 20.1 | 3.4 | 12.6 | 3.1 | 323 |
| 全麦意大利面配番茄酱和海鲜 | 4 | 108.0 | 5.7 | 21.0 | 18.8 | 2.8 | 1.7 | 0.2 | 217 |
| 谷物做的零食(如爆米花或玉米片） | 2220 | 497.6 | 7.8 | 6.2 | 62.2 | 5.2 | 24.8 | 5.7 | 714 |
| 蛋糕 | 681 | 367.5 | 3.9 | 4.2 | 51.2 | 1.2 | 17.3 | 5.1 | 341 |
| 曲奇 | 2020 | 462.0 | 5.3 | 4.6 | 67.4 | 2.2 | 20.1 | 7.0 | 340 |
| 早餐酥皮糕点 | 528 | 407.2 | 5.3 | 5.2 | 53.0 | 1.8 | 19.6 | 7.6 | 358 |
| **水果和水果制品** | 9766 | 56.8 | 0.6 | 4.3 | 13.5 | 1.3 | 0.5 | 0.1 | 5 |
| 新鲜水果 | 5692 | 67.3 | 0.8 | 4.6 | 15.1 | 2.3 | 1.2 | 0.2 | 8 |
| 果汁 | 1316 | 49 | 0.2 | 1.9 | 12.0 | 0.3 | 0.1 | 0.0 | 5 |
| 果干 | 249 | 301.6 | 2.2 | 2.9 | 75.8 | 5.2 | 2.4 | 1.5 | 10 |

（续表）

| 食物类别和特定食物 | (n) | 能量（千卡） | 蛋白质（克） | 蛋白质（%E） | 碳水化合物（克） | 膳食纤维（克） | 脂肪总量（克） | 饱和脂肪酸总量（克） | 钠（毫克） |
|---|---|---|---|---|---|---|---|---|---|
| **蔬菜和相关菜肴** | 15424 | 106.4 | 2.3 | 8.5 | 14.7 | 2.0 | 4.8 | 1.1 | 258 |
| 炸土豆 | 3947 | 313.9 | 3.9 | 5.0 | 37.2 | 2.9 | 17.6 | 2.9 | 360 |
| 熟土豆 | 9 | 92.6 | 2.5 | 10.8 | 21.1 | 2.2 | 0.1 | 0.0 | 164.5 |
| 熟红薯 | 6 | 94.8 | 2.1 | 8.9 | 21.8 | 3.5 | 0.1 | 0.1 | 182.2 |
| 生胡萝卜 | 454 | 40.4 | 0.9 | 9.2 | 9.6 | 2.8 | 0.2 | 0.0 | 68.7 |
| 绿叶蔬菜 | 554 | 31.2 | 2.6 | 33.8 | 4.5 | 2.7 | 1.0 | 0.2 | 141 |
| 豆角 | 10 | 30.8 | 1.8 | 23.8 | 7.0 | 2.7 | 0.2 | 0.1 | 6.3 |
| 生西红柿 | 1037 | 17.9 | 0.9 | 19.7 | 3.9 | 1.2 | 0.2 | 0.0 | 5 |
| **糖果** | 2219 | 441.2 | 3.7 | 3.3 | 77.2 | 1.5 | 13.8 | 7.4 | 119 |
| **软饮料** | 4129 | 33.7 | 0.0 | 0.4 | 8.4 | 0.0 | 0.1 | 0.0 | 7 |
| **葡萄酒、啤酒、烈酒** | 1385 | 81.4 | 0.2 | 1.2 | 3.9 | 0.0 | 0.1 | 0.0 | 12 |

* 美国健康与营养调查（NHANES）是评估美国成年人和儿童健康与营养状况的调查。每年有大约 5000 名成人和儿童参与调查。在 2015 年—2016 年的数据收集期间，有 15327 名来自全美不同地区的人被随机选中参与调查。其中，有 9971 人提供了自己的饮食信息。

^ 美国农业部营养成分数据库参考标准，用于膳食研究的食品与营养数据库（FNDDS, Food and Nutrient Database for Dietary Studies）。

(n)= 参与者报告此类食物的次数

%E= 蛋白质占热量的百分比

1、2、3：以不同字体分别标示食品分类的层级，1 为最大类别，3 为最小类别。

4. 人类在进化伊始时摄入的纤维量比现在要高出不少，这也是为什么我们需要依靠饮食中的纤维来配合自身的营养需求，以达到控制进食量的目的。通过多吃绿叶蔬菜、非淀粉类蔬菜、水果、种子和全谷物就可以摄入纤维，也不用担心会有热量负担，让需求的刹车机制重新运转起来。新鲜豆类、种子和干燥豆类（例如黄油豆、芸豆、鹰嘴豆、黑眼豆和扁豆）也可以为膳食增加健康的纤维、蛋白质和碳水化合物的摄入，随之而来的维生素和矿物质更是意外收获，减少了我们对营养补剂的需求。

5. 不用沉迷于计算卡路里——只要采取正确的饮食方法，你的蛋白质需求就会帮你控制好总热量。我们不仅要选择高蛋白质食物，同时还要摄入大量的蔬菜、水果、豆类和全谷物，因为它们富含健康的碳水化合物和脂肪。这样就能同时满足身体对三种常量营养素全部的需求。

6. 在食物中添加糖和盐的时候要注意控制，尽量选择添加健康的脂肪，例如特级初榨橄榄油。

7. 完成上述步骤只是估算出了你的蛋白质需求目标和总热量需求——这只是起点。你可以自行上下调整，直到你感觉自己能控制食欲需求——到了该吃饭的时间就觉得饿，饭后和两餐之间觉得满足。

8. 倾听你的欲望。问问自己:“我想吃咸味和鲜味的食物吗?”如果想吃,你的身体正在告诉你:你需要蛋白质。此时的你特别容易受到蛋白质诱饵的蛊惑,比如过度加工的美味零食。千万不要被诱惑了——一定要去吃富含高质量蛋白质的食物。

9. 上一条的建议也有负面作用:蛋白质不宜摄入过多,不能超出你需要的数量。吃太多的蛋白质也有危害,而你的蛋白质需求会正确控制摄入量。我们的食欲需求比计算器更灵敏。

10. 当我们在锻炼和为肌肉塑形时,科学的建议是每餐摄入20~30克蛋白质,这样可以最大限度地激活细胞机制,促进肌肉生长。这个数值区间是促进肌肉合成的最佳蛋白质剂量。我们曾经在第八章中提到过蛋白质合成的机制,也就是生长路径会带来一个不可避免的副产品——产生细胞垃圾从而危害细胞和DNA。如果一餐中的蛋白质含量在20~30克,那么身体会开启两小时左右的蛋白质合成,将蛋白质合成的副作用控制在一天中的特定时段里。

11. 为了促进细胞和DNA的修复和维护,夜里不要进食,两餐之间也要控制零食的摄入。例如,从晚上8点起避免进食,直到第二天起床吃早饭。这种规律的每日禁食能够激活长寿路径(也是我们在第八章提到的),同时降低在夜间摄入多余热量的风险,还有助于睡眠。

很多减肥方法都提到了在特定时段内限制热量摄入（5∶2禁食法是其中较为流行的一种），但是科学证据表明，即使摄入的总热量没有减少，单纯地限制一天中进食的时间（也叫“间歇性断食”或者“限时饮食”）也对健康有益。这是因为，若数小时内没有食物进入体内，带来危害的生长路径就会关闭，细胞和DNA的修复和维护过程就会开启，从而促进健康和长寿。

睡觉的时候我们无法进食。这意味着夜间的睡眠提供了一个机会，让白天积累的细胞垃圾得以清除，同时修复白天受损的DNA和组织。我们身体中所有的细胞都符合这一规律，脑细胞更是如此。所以，限时进食和良好的睡眠都有助于改善身心健康，这一点不足为奇。

12. 好好睡觉。睡眠是健康的第三大支柱，另外两个是饮食和锻炼。睡眠和营养是通过昼夜节律生物钟联系在一起的。

我们的生理机能由大脑中的主时钟控制。每24小时是一个运行周期，它控制着我们睡眠—清醒状态、体温、肠道排空、血压和胰岛素敏感性等诸多日常节律。主时钟利用褪黑素等激素来让多个独立的迷你时钟保持同步，这些迷你时钟就位于我们身体的每一个器官里。事实上，每一个细胞都有自己的生物节律钟，而它们的工作与DNA复制、胰岛素信号通路等基本细胞过程密切相关。打乱这些细胞和器官时钟的同步性，你会感觉非常难受，相信每个经历过倒时差的人都深有体会。不仅如此，长期昼夜轮班的员工患上肥胖、糖尿病、心血管疾病和癌症的风险都更高。

不过，身体的主生物钟并不像我们戴的电子表一样精确。它走得有一点慢，所以每天都需要可靠的环境提示来重置。生物钟设定的主要提示就是日光，此外进食的时间点也很重要。当你的生物钟希望去睡觉时，你却让自己身处强光下或者吃着东西，于是生物钟系统就会被打乱，最终让健康状况也变得糟糕。

13. 动起来——尽量去户外——也要参与社交活动。体育活动和社会交往可以明显提升健康水平，延长寿命。

14. 学会烹饪你爱吃的食物，然后再教会你的孩子。这是你能赠予他们的最好的礼物之一。

15. 吃你爱吃的食物（同时尽量减少过度加工食品的摄入）。实现营养均衡的饮食方法不胜枚举。除非有特殊的医学上的原因，否则你无须放弃任何食物（谷物、乳制品或其他食物），或者强迫自己吃并不喜欢的东西，或者吃那些与你的饮食文化有冲突的东西。世界上的各种饮食文化，不管是传统的还是新兴的，都深深地植根于地域、历史和宗教之中，饮食文化支撑着人们从出生到死亡，也无论是罹患疾病时还是身体健康时。当下，从素食到生酮饮食，人们为了各种营养理念争论不休。这些饮食法在特定的条件下，都有益于身体健康，但对大多数人来说，它们都是不可持续的，而且受到经济利益、愤怒和狂热的深度捆绑。

◆◆◆

所以，我们的故事到这里就结束了。那些动物告诉我们俩的、关于健康饮食的道理，都已经转达给读者你们了。不过有一件事除外。这本书里的许许多多的数字、公式和科学道理，可以并且应该成为你拥有健康生活方式的重要指南，但是不能误认为这就是健康的生活方式本身。相反，你应该利用从本书中获得的知识和启发，就像在旅行途中使用地图一样，作为你抵达目的地的向导，或者在迷路时作为偶尔的参考。

很快，享受健康美味的食物就会自动成为你的一种习惯，你只需要转向健康的食物环境即可（并且远离不健康的食物环境），同时倾听自己的需求。这就像学习一项运动、一门乐器，或者驾驶一辆汽车——刚开始时你需要全神贯注，有意识地按照规则反复练习，并且远离坏习惯，但随后它就会成为你的第二天性。

或者，在健康饮食方面，我们应该考虑的是第一天性——毕竟在数字、公式、运动、音乐和汽车发明之前，从黏菌到狒狒，各种生物已经这样做了数百万年了。

# 更多营养知识

## 蛋白质

氨基酸链条盘曲折叠形成了蛋白质分子。蛋白质是植物和动物细胞结构和功能的基础。

和其他常量营养素一样，蛋白质也含有碳、氢和氧，不同的是，还有不可或缺的氮原子。

富含蛋白质的食物包括肉类、家禽、海产品、乳制品、鸡蛋、新鲜豆类、坚果和干豆。谷物和蔬菜中的蛋白质含量较低。

## 氨基酸

常见的氨基酸有20种：丙氨酸、精氨酸、天门冬酰胺、天冬氨酸、半胱氨酸、谷氨酰胺、谷氨酸、甘氨酸、组氨酸、异亮氨酸、亮氨酸、赖氨酸、甲硫氨酸、苯丙氨酸、脯氨酸、丝氨酸、苏氨酸、色氨酸、酪氨酸和缬氨酸。

亮氨酸、异亮氨酸和缬氨酸组成了支链氨基酸，可以有效促进肌肉增长，在动物蛋白质（肉类和乳制品）和一些植物蛋白质（例如新鲜豆类和干豆）中含量最高。

蛋白质之间的差异在于氨基酸结构的不同。蛋白质中的氨基酸序列由基因编码决定，可以说是蛋白质的蓝图。

想要在饮食中获得成分均衡的氨基酸，必须要摄入各种不同的富含蛋白质的食物。

## 肽

肽是比蛋白质短的氨基酸链条，包含 2～50 个左右的氨基酸。

在消化过程中，我们摄入的蛋白质会被分解成更小的肽（由 2 个或 3 个氨基酸组成）和氨基酸，以便于肠道吸收。

身体也会使用氨基酸来生产肽，这些氨基酸中包括很多重要的激素。

## 碳水化合物（“碳水”）

碳水化合物指糖类、淀粉和纤维，它们常见于蜂蜜、水果、蔬菜、谷物、新鲜豆类、干豆和牛奶等食物中。在肝脏和肌肉中也有碳水化合物的存在，它们以糖原的形式出现，含量较低（参见下文）。

碳水化合物由碳、氢、氧三种原子组成，三者的比例是1∶2∶1。

自然界的大部分碳水化合物都来自空气和阳光——在光合作用过程中，植物和藻类吸收大气中的二氧化碳（$CO_2$）和水（$H_2O$），再向大气中释放氧气（$O_2$）。

## 糖

糖是小型碳水化合物分子（糖类）。它们是大型碳水化合物分子——例如淀粉和纤维——的组成部分。基本的结构是单糖，包括葡萄糖、果糖（水果中的糖）和半乳糖（牛奶中的糖）。

葡萄糖是植物和藻类光合作用的主要产物。它是所有生物体维持生命的主要燃料，也是我们身体里循环的血糖。

一个葡萄糖分子和一个果糖分子结合，形成蔗糖（一种双糖）——也就是食糖（我们通常所说的糖）。蔗糖在植物的汁液中循环，尤其是在甘蔗中。

用在加工食品和饮料中的高果糖玉米糖浆是蔗糖的替代品。它是果糖和葡萄糖的混合物，通过分解玉米淀粉的方式进行工业化生产。

一个葡萄糖分子和一个半乳糖分子结合形成乳糖——没有这种碳水化合物就没有今天的我们。

## 淀 粉

淀粉是复杂的碳水化合物（多糖）的一种储存形式。植物将多个长链条的小型糖单元（主要是葡萄糖）聚合而产生淀粉。淀粉储存在植物的块茎、茎和种子中，为后续的发芽和生长提供能量。

富含淀粉的食物包括面包、意大利面、土豆和红薯。

抗性淀粉是指那些没有肠道微生物的帮助就难以消化的淀粉，微生物可以通过发酵这些淀粉产生短链脂肪酸。含有抗性淀粉的食物包括绿色香蕉、豆类等，当土豆、意大利面和米饭等淀粉类食物煮熟并冷却后，也会形成抗性淀粉。抗性淀粉对肠道健康非常重要。

## 纤 维

纤维是另一种复杂的碳水化合物，它由植物产生，由单糖结合在一起。但和淀粉不同的是，这种结合在消化时牢不可破。

纤维是健康饮食中不可或缺的一部分，大多数纤维都来自蔬菜、水果、谷物、干豆、新鲜豆类、坚果和种子。

可溶性纤维常见于水果、蔬菜、燕麦、大麦和豆类中，是一种黏稠的物质。它可以减缓肠道排空的速度，让饱腹感更强烈。它还能减少有害胆固醇，同时控制血糖。

不可溶性纤维是一种粗糙物质，它的体积可以膨胀，还可以吸收水分，制造饱腹感，并且能软化肠道中的粪便。不可溶性纤维常见于全麦面包、谷物、坚果、种子和麦麸中，以及蔬菜和水果的果皮和果肉里。

地球上最多的碳水化合物纤维就是纤维素。纤维素由植物的葡萄糖组成，在植物细胞周围形成了坚硬的细胞壁。我们（动物）的细胞是被柔韧的细胞膜包裹着的软乎乎的袋子，而植物需要结构性的支撑才能保持直立和承受外界环境的压力，所以植物细胞都被包裹在纤维素外壳中，而它们的主要结构（茎和树干）都由纤维和木质部加固。

纤维素是动物最难以分解的碳水化合物之一，人类也无法消化。纤维素可以增加食物的体积，还能稀释热量。纤维素还能用于造纸和纺织。

## 糖 原

糖原由葡萄糖组成，动物以糖原的形式储存碳水化合物。我们的身体只能储存 1 千克左右的糖原，大部分的糖原储存在肝脏中，还有一些储存在肌肉中。如果这些糖原消耗完毕，我们就需要从身体储存的脂肪中释放能量。马拉松跑者们都知道这个燃料来源转换的节点——“撞墙期”。

在因纽特人的传统饮食中，碳水化合物的主要来源就是糖原。

## 脂类（脂肪、油和固醇类）

脂类主要由碳原子和氢原子构成，不溶于水。

在室温下，脂肪以固体形式存在（黄油、猪油和椰子油），而油以液体形式存在（植物油和鱼油）。

我们的饮食中，大部分的脂肪和油由 1 个甘油分子与 3 个脂肪酸分子结合而成。它们存在于许多种食物中，比如乳制品、肉类、海鲜、植物油、坚果、牛油果和橄榄。

植物和动物都将脂肪和油当作高效的能量储备。这是因为，它们每克所包含的热量是碳水化合物的 2 倍。这也意味着在摄入时，每克脂肪和油的热量也是碳水化合物的两倍。

## 脂肪酸

脂肪酸分子带着一串碳链，根据碳链长度的不同又可将其分为短链脂肪酸、中链脂肪酸、长链脂肪酸和超长链脂肪酸。

短链脂肪酸包括食醋中的醋酸，以及细菌发酵生成的其他一系列酸味化合物。当肠道中的微生物发酵复杂的碳水化合物时就会产生短链脂肪酸，而在腌渍蔬菜，例如制作德国酸菜、韩式泡菜的过程中也会产生短链脂肪酸。

当脂肪酸碳链上的碳原子都是单键连接时，它被称为饱和脂肪酸。如果脂肪酸碳链上的碳原子存在双键连接，这种脂肪酸就是不饱和脂肪酸。如果脂肪酸的碳链上只有 1 个双键，它就是单不饱和脂肪酸；如果有 2 个或以上的双键，就是多不饱和脂肪酸。

如果一个多不饱和脂肪酸的双键出现在碳链的倒数第 3 个碳分子上，这种多不饱和脂肪酸就被称为 Omega-3 脂肪酸；如果双键出现在碳链的倒数第 6 个碳分子上，它就是 Omega-6 脂肪酸。

想要对身体健康有益，摄入 Omega-6 脂肪酸和 Omega-3 脂肪酸这二者的最佳比例应该介于 1∶1 和 4∶1 之间，但是这种比例在现代西方饮食中非常少见。在典型的西式饮食中，这一比例是 16∶1。所以为了重新平衡这一比例，我们需要摄入更多富含 Omega-3 脂肪酸的食品。

富含油脂的鱼类（鲑鱼、鲱鱼和鲭鱼）是 Omega-3 脂肪酸最广泛的来源，核桃、汉麻籽和亚麻籽也是很好的选择。

## 单不饱和、多不饱和、饱和脂肪与油脂

含有大量单不饱和脂肪酸的脂肪（例如橄榄油）是最健康的脂肪之一。

在玉米油、芥花油、红花籽油和鱼油中，多不饱和脂肪酸的含量很高。

饱和脂肪酸在乳制品、猪油和其他许多动物脂肪中大量存在，在一些植物油中含量也很高，例如椰子油和棕榈油。人们普遍认为，饱和动物脂肪不如不饱和脂肪健康。

在室温下，饱和脂肪酸分子聚集在一起形成固体（例如黄油、猪油和椰子油），而不饱和脂肪分子四散开来形成了液体，

也就是油（例如鱼油和大多数植物油）。

## 反式脂肪

通过化学处理，将不饱和脂肪酸的双键打破，并且使一些脂肪分子饱和，固体的反式脂肪就这样被生产出来。这种处理方法让脂肪酸分子得以堆叠起来，在室温下保持固体形态。

在加工食品中添加的反式脂肪对健康有害。在遭到禁止之前，反式脂肪曾被用于制造人造黄油，现在，反式脂肪依然会被添加在过度加工零食、包装食品和快餐中。

反式脂肪在自然界中非常罕见，只有反刍动物胃里的细菌能自然产生少量的反式脂肪，例如牛、绵羊和山羊，这些动物的肉和乳制品里也含有反式脂肪。

## 互酯化脂肪

和反式脂肪一样，互酯化脂肪也是一种人造脂肪，在工业化生产的过程中，通过改变植物油的化学结构而获得。

互酯化脂肪通过交换或重新排列脂肪分子中的脂肪酸而产生，可以改变脂肪熔点、延长保质期并改善口感。

关于互酯化脂肪对健康的影响我们知之甚少，目前也没有国家要求加工食品在包装标签上注明产品的互酯化脂肪含量。

## 胆固醇

胆固醇来自脂类中一种叫作固醇的类别。动物构建细胞膜、产生类固醇激素和维生素 D 都需要胆固醇的参与。

植物中含有植物固醇。胆固醇只在动物性食物中存在。

胆固醇通过两种载体分子在血液中流动，一种是低密度脂蛋白，另一种是高密度脂蛋白。血液中过高的低密度脂蛋白（坏胆固醇）比例与不良心血管健康状况相关。

饮食中的可溶性纤维可以减少低密度脂蛋白，虽然其中的精确机制我们尚不完全清楚。

## 消　化

当我们吃下了复杂的蛋白质、脂肪和碳水化合物，也就是所谓的常量营养素，身体需要将其分解为更小的组成单位（氨基酸、脂肪酸和单糖），这样才能被肠道吸收，进而维持生命。

复杂的碳水化合物最终会被分解为单糖。对于淀粉来说，这个过程从口腔就开始了，唾液中的淀粉消化酶会立刻开启工作模式，把淀粉分解成葡萄糖。

食糖（蔗糖）和乳制品中的糖（乳糖）等双糖会被小肠中的酶分解为单糖；随后，这些单糖被血液吸收。蔗糖则会被分解为葡萄糖和果糖。

大部分摄入的果糖在肠道内会被转化为葡萄糖，其余的进入血液，由肝脏进行处理。摄入过多的果糖会导致肝脏内的脂肪堆积。

如果一个人缺少可以将乳糖分解为葡萄糖和半乳糖的酶，这就是“乳糖不耐症”。早期人类在断奶时就失去了消化乳糖的能力，但是大约在5000年前，地球上不同地域的人口各自进化出了消化乳糖和饮用牛奶的能力，驯化奶牛的营养优势也得到了充分利用。

虽然一餐中碳水化合物消化的难易程度有所不同，但碳水化合物在经过小肠、准备进入大肠的过程中就可能已经被完全分解并吸收到血液中。

更复杂的碳水化合物和其他形式的膳食纤维难以消化，在进入肠道后，微生物将其分解，同时释放能量、短链脂肪酸、维生素和气体。

而蛋白质的消化是从胃开始的，胃酸和胃蛋白酶会发挥作用，当食物来到肠的起点（十二指肠）时，胰腺分泌的蛋白质消化酶会由此进入十二指肠。单个氨基酸和非常小的肽（由2个或3个氨基酸组成）会被小肠细胞吸收并输送到血液中。

胰腺也会分泌脂肪消化酶进入小肠。在被肝脏分泌并储存于胆囊中的胆汁乳化后，脂肪就会进入小肠。由此产生的脂肪酸和其他脂类成分在释放后被小肠细胞吸收，随后进入血液。

## 必需营养物质

想要达到最佳的健康状态，饮食中应当含有100种左右的营养物质。其中的40种被营养学家认定为人类“必需营养物质”，这意味着我们的身体无法制造这些物质，如果我们想生存，就必须从饮食中获取。

这些营养物质包括：9 种氨基酸（苯丙氨酸、缬氨酸、苏氨酸、色氨酸、甲硫氨酸、亮氨酸、异亮氨酸、赖氨酸和组氨酸）、两种脂肪酸（α-亚麻酸和亚油酸）、13 种维生素（维生素 A、C、D、E、K、$B_1$、$B_2$、$B_3$、$B_5$、$B_6$、$B_7$、$B_9$ 和 $B_{12}$）以及 15 种矿物质（钾、氯、钠、钙、磷、镁、铁、锌、锰、铜、碘、铬、钼、硒和钴）。

## 植物化学物质

植物化学物质是由植物产生的化学物质，植物以此保护自己免受天敌——食草动物和病害的侵害。有些植物化学物质对人类来说是致死的，有些吃起来是苦的，还有一些对我们的健康有益。

数千年来，人类（和其他动物）把植物化学物质当作毒药、毒品和传统药品。自从农业出现，我们就倾向于把植物化学物质与主要的粮食作物区别开来。

有一些健康的植物化学物质，例如花青素，常见于红色、蓝色和紫色的水果蔬菜中；类黄酮，存在于洋葱、浆果、欧芹、绿茶、柑橘、香蕉、红葡萄酒和黑巧克力中；类胡萝卜素常见于黄色和橙色蔬菜中；还有柳树皮里的水杨苷，它是阿司匹林的基本化学成分。

一些植物化学物质被过度营销为食物补充剂，这常常是因为它们具有抗氧化和抗炎的特性。但是，能够证明这些补充剂真实有效的证据极其有限，补充植物化学物质的最好的办法还是直接摄入水果和蔬菜。

# 致谢

首先，我们要感谢各位同事和同学们在过去的30年中与我们共同分享了营养生物学的研究历程。在本书中，我们只提到了一小部分人的名字，但无论是在过去还是现在，我们都要对他们的友谊和贡献表示感激。

我们还要感谢玛格丽特·阿尔曼–法里内利（Margaret Allman-Farinelli）、丽莎·贝洛、珍妮·布兰德–米勒（Jennie Brand-Miller）、科林·卡罗德、史蒂芬·科贝特（Stephen Corbett）、安妮卡·菲尔顿、奥利弗·加里、戴维·美因茨、卡洛斯·蒙泰罗、马里昂·内斯特、罗伯特·罗伊默（Robert Roemer）、杰西卡·罗斯曼、莱斯利·辛普森（Lesley Simpson）、米歇尔·斯万（Michele Swan）、伦多普·达钦、杰奎琳·托宁（Jacqueline Tonin）和叶林·沃格尔对手稿的评论；还要感谢阿曼达·格雷西、保罗·宗戈和罗西·里贝罗（Rosie Ribeiro）在饮食学方面的帮助；以及阿拉斯泰尔·西尼尔和萨曼莎·索隆–拜尔特帮忙准备的数据。

感谢我们的经纪人凯瑟琳·德雷顿（Catherine Drayton）；还有比尔·托内利（Bill Tonelli）锐利的编辑眼光；感谢霍顿·米夫林·哈考特出版集团的黛比·布罗迪（Deb Brody）和她的团队；哈珀·柯林斯出版集团的迈尔斯·阿奇博尔德（Myles Archibald）和他的团队。这次合作真是一件开心的事。

最后，我们要特别感谢杰奎琳和莱斯利，以及我们的家人，感谢他们的爱、支持和宽容。

# 延伸阅读

我们列出了一些经过同行评审的出版物列表，以及正文中提到的研究。下面按在正文中出现的顺序分章列出。

## 引　言

Johnson, C., D. Raubenheimer, J. M. Rothman, D. Clarke, and L. Swedell. "30 Days in the Life: Nutrient Balancing in a Wild Chacma Baboon," *PLoS ONE* 8, no. 7 (2013): e70383.

Dussutour, A., T. Latty, M. Beekman, and S. J. Simpson. "Amoeboid Organism Solves Complex Nutritional Challenges," *Proceedings of the National Academy of Sciences of the United States of America* 107, no. 10 (2010): 4607–11.

## 第一章　蝗虫之日

Raubenheimer, D., and S. J. Simpson. "The Geometry of Compensatory Feeding in the Locust," *Animal Behaviour* 45, no. 5 (1993): 953–64.

Simpson, S. J., and G. A. Sword. "Locusts," *Current Biology* 18, no. 9 (2008): R364–66.

Simpson, S. J., E. Despland, B. F. Hägele, and T. Dodgson. "Gregarious Behaviour in Desert Locusts Is Evoked by Touching Their Back Legs," *Proceedings of the National Academy of Sciences of the United States of America* 98, no. 7 (2001): 3895–97.

Anstey, M. L., S. M. Rogers, S. R. Ott, M. Burrows, and S. J. Simpson. "Serotonin Mediates Behavioral Gregarization Underlying Swarm Formation in Desert Locusts," *Science* 323, no. 5914 (2009): 627–30.

Buhl, J., D. J. T. Sumpter, I. D. Couzin, J. J. Hale, E. Despland, E. R. Miller, and S. J. Simpson. "From Disorder to Order in Marching Locusts," *Science* 312, no. 5778 (June 2, 2006): 1402–06.

Simpson, S. J., G. A. Sword, P. D. Lorch, and I. D. Couzin. "Cannibal Crickets on a Forced March for Protein and Salt," *Proceedings of the National Academy of Sciences of the United States of America* 103, no. 11 (2006): 4152–56.

## 第二章 卡路里与营养物

Simpson, S. J., and D. Raubenheimer. *The Nature of Nutrition: A Unifying Framework from Animal Adaptation to Human Obesity*. Princeton, NJ: Princeton University Press, 2012.

Ludwig, D. S., W. C. Willett, J. S. Volek, and M. L. Neuhouser. "Dietary Fat: From Foe to Friend?" *Science* 362, no. 6416 (2018): 764–70.

Ludwig, D. S., F. B. Hu, L. Tappy, and J. Brand-Miller. "Dietary Carbohydrates: Role of Quality and Quantity in Chronic Disease," *BMJ* 361 (2018): k2340.

## 第三章 描绘营养

Raubenheimer, D., and S. J. Simpson. "The Geometry of Compensatory Feeding in the Locust," *Animal Behaviour* 45, no. 5 (1993): 953–64.

Simpson S. J., and D. Raubenheimer. "A Multi-Level Analysis of Feeding Behaviour: The Geometry of Nutritional Decisions," *Philosophical Transactions of the Royal Society B* 342, no. 1302 (1993): 381–402.

Raubenheimer, D., and S. J. Simpson. "Integrative Models of Nutrient Balancing: Application to Insects and Vertebrates," *Nutrition Research Reviews* 10, no. 1 (1997): 151–79.

## 第四章　需求之舞

Simpson, S. J., S. James, M. S. J. Simmonds, and W. M. Blaney. "Variation in Chemosensitivity and the Control of Dietary Selection Behaviour in the Locust," *Appetite* 17, no. 2 (Octo- ber 1991): 141–54.

Raubenheimer, D., and S. J. Simpson. "Hunger and Satiety: Linking Mechanisms, Behaviour and Evolution." In *Encyclopedia of Animal Behaviour* 2nd ed., edited by J. C. Choe, 127–38. Amsterdam: Elsevier, 2018.

Chambers, P. G., S. J. Simpson, and D. Raubenheimer. "Behavioural Mechanisms of Nutrient Balancing in *Locusta migratoria* Nymphs," *Animal Behaviour* 50, no. 6 (1995): 1513–23.

Simpson, S. J., and P. R. White. "Associative Learning and Locust Feeding: Evidence for a 'Learned Hunger' for Protein," *Animal Behaviour* 40, no. 3 (September 1990): 506–13.

Raubenheimer, D., and D. Tucker. "Associative Learning by Locusts: Pairing of Visual Cues with Consumption of Protein and Carbohydrate," *Animal Behaviour* 54, no. 6 (December 1997):1449–59.

## 第五章　寻找例外

Raubenheimer, D., and S. Jones. "Nutritional Imbalance in an Extreme Generalist Omnivore: Tolerance and Recovery Through Complementary Food Selection," *Animal Behaviour* 71, no. 6 (June 2006): 1253–62.

Mayntz, D., D. Raubenheimer, M. Salomon, S. Toft, and S. J. Simpson. "Nutrient-Specific Foraging in Invertebrate Predators," *Science* 307, no. 5706 (January 7, 2005): 111–13.

Hewson-Hughes, A. K., V. L. Hewson-Hughes, A. T. Miller, S. R. Hall,S. J. Simpson, and D. Raubenheimer. "Geometric Analysis of Macronutrient

Selection in the Adult Domestic Cat, *Felis catus*," *Journal of Experimental Biology* 214 (March 15, 2011): 1039–51.

Hewson-Hughes, A. K., V. L. Hewson-Hughes, A. Colyer, A. T. Miller, S. J. McGrane, S. R. Hall, R. F. Butterwick, S. J. Simpson, and D. Raubenheimer. "Geometric Analysis of Macronutrient Selection in Breeds of the Domestic Dog, *Canis lupus familiaris*," *Behavioural Ecology* 24, no. 1 (January 2013): 293–304.

Hewson-Hughes, A. K., S. J. Simpson, and D. Raubenheimer. "Consistent Proportional Macronutrient Intake Selected by Adult Domestic Cats (*Felis catus*) Despite Variations in Dietary Macronutrient and Moisture Content of Foods Offered," *Journal of Comparative Physiology B* 183, no. 4 (May 2013): 525–36.

Hewson-Hughes, A. K., A. Colyer, S. J. Simpson, and D. Raubenheimer. "Balancing Macronutrient Intake in a Mammalian Carnivore: Disentangling the Influences of Flavour and Nutrition," *Royal Society Open Science* 3, no. 6 (June 15, 2016): 160081.

Raubenheimer, D., D. Mayntz, S. J. Simpson, and S. Toft. "Nutrient Specific Compensation Following Overwintering Diapause in a Generalist Predatory Invertebrate: Implications for Intraguild Predations," *Ecology* 88, no. 10 (October 2007): 2598–2608.

## 第六章 蛋白质杠杆假说

Simpson, S. J., R. Batley, and D. Raubenheimer. "Geometric Analysis of Macronutrient Intake in Humans: The Power of Protein?" *Appetite* 41, no. 2 (October 2003): 123–40.

Simpson, S. J., and D. Raubenheimer. "Obesity: The Protein Leverage Hypothesis," *Obesity Reviews* 6, no. 2 (May 2005): 133–42.

Gosby, A. K., A. D. Conigrave, N. S. Lau, M. A. Iglesias, R. M. Hall,A. Jebb, J. Brand-Miller, I. D. Caterson, D. Raubenheimer, and S. J. Simpson. "Testing Protein Leverage in Lean Humans: A Randomised Controlled Experimental Study," *PLoS ONE* 6, no. 10 (2011): e25929.

Raubenheimer D., and S. J. Simpson. "Nutritional Ecology and Human Health," *Annual Review of Nutrition* 36 (2016): 603–26.

Gosby, A. K., A. D. Conigrave, D. Raubenheimer, and S. J. Simpson. "Protein Leverage and Energy Intake," *Obesity Reviews* 15, no. 3(March 2014): 183–91.

Raubenheimer, D., and S. J. Simpson. "Protein Leverage: Theoretical Foundations and Ten Points of Clarification," *Obesity* 27, no. 8 (August 2019): 1225–38.

Campbell, C., D. Raubenheimer, A. Badaloo, P. D. Gluckman, C. Martinez, A. K. Gosby, S. J. Simpson, C. Osmond, M. Boyne, and Forrester. "Developmental Contributions to Macronutrient Selection: A Randomized Controlled Trial in Adult Survivors of Malnutrition," *Evolution, Medicine, and Public Health* 2016, no. 1 (May 18, 2016): 158–69.

## 第七章　为什么不多吃点蛋白质呢?

Simpson, S. J., and D. Raubenheimer. "Caloric Restriction and Aging Revisited: The Need for a Geometric Analysis of the Nutritional Bases of Aging," *Journals of Gerontology, Series A* 62, no. 7 (July 2007): 707–13.

Lee, K. P., S. J. Simpson, F. J. Clissold, R. Brooks, J. W. O. Ballard,P. W. Taylor, N. Soran, and D. Raubenheimer. "Lifespan and Reproduction in *Drosophila*: New Insights from Nutritional Geometry," *Proceedings of the National Academy of Sciences of the United States of America* 105, no. 7 (February 19, 2008): 2498–503.

Mittendorfer, B., S. Klein, and L. Fontana. "A Word of Caution against Excessive Protein Intake," *Nature Reviews Endocrinology* (November 14, 2019): doi:10.1038/s41574-019-0274-7.

## 第八章　绘制营养图表

Solon-Biet, S. M., A. C. McMahon, J. W. O. Ballard, K. Ruohonen,L. E. Wu, V. C. Cogger, A. Warren, et al. "The Ratio of Macronutrients, Not

Caloric Intake, Dictates Cardiometabolic Health, Aging and Longevity in *ad libitum*-fed Mice," *Cell Metabolism* 19, no. 3 (March 4, 2014): 418–30.

Gokarn, R., S. Solon-Biet, N. A. Youngson, D. Wahl, V. C. Cogger,A. C. McMahon, G. J. Cooney, et al. "The Relationship Between Dietary Macronutrients and Hepatic Telomere Length in Aging Mice," *Journals of Gerontology: Series A* 73, no. 4 (March 14, 2018): 446–49.

Di Francesco, A., C. Di Germanio, M. Bernier, and R. de Cabo. "A Time to Fast," *Science* 362, no. 6416 (November 16, 2018): 770–75.

Solon-Biet, S. M., V. C. Cogger, M. Heblinski, T. Pulpitel, D. Wahl,A. C. McMahon, A. Warren, et al. "Defining the Nutritional and Metabolic Context of FGF21 Using the Geometric Framework," *Cell Metabolism* 24, no. 4 (October 11, 2016): 555–65.

Gosby, A. K., N. S. Lau, C. S. Tam, M. A. Iglesias, C. Morrison, I. D. Caterson, J. Brand-Miller, A. D. Conigrave, D. Raubenheimer, and S. J. Simpson. "Raised FGF-21 and Triglycerides Accompany Increased Energy Intake Driven by Protein Leverage in Lean, Healthy Individuals: A Randomised Trial," *PLoS One* 11, no. 8 (August 18, 2016): e0161003.

Hill, C. M., T. Laeger, M. Dehner, D. C. Albarado, B. Clarke, D. Wanders, S. J. Burke, et al. "FGF21 Signals Protein Status to the Brain and Adaptively Regulates Food Choice and Metabolism," *Cell Reports* 27, no.10 (4 June, 2019): 2934-2947.e3.

Le Couteur, D. G., S. Solon-Biet, D. Wahl, V. C. Cogger, B. J. Willcox,D. C. Willcox, D. Raubenheimer, and S. J. Simpson. "New Horizons: Dietary Protein, Ageing and the Okinawan Ratio," *Age and Ageing* 45, no. 4 (July 2016): 443–47.

Kaplan, H., R. C. Thompson, B. C. Trumble, L. S. Wann, A. H. Allam, B. Beheim, B. Frohlich, et al. "Coronary Atherosclerosis in Indigenous South American Tsimane: A Cross-Sectional Cohort Study," *The Lancet* 389, no. 10080 (April 29, 2017):1730–39.

Le Couteur, D. G., S. Solon-Biet, V. C. Cogger, S. J. Mitchell, A. Senior, R. de Cabo, D. Raubenheimer, and S. J. Simpson. "The Impact of Low-

Protein, High-Carbohydrate Diets on Aging and Lifespan," *Cellular and Molecular Life Sciences* 73, no. 6 (March 2016): 1237–52.

Kitada, M., Y. Ogura, I. Monno, and D. Koya. "The Impact of Dietary Protein Intake on Longevity and Metabolic Health," *EBioMedicine* (May 2019). doi: 10.1016/j.ebiom.2019.04.005.

Green, C. L., and D. W. Lamming. "Regulation of Metabolic Health by Essential Dietary Amino Acids," *Mechanisms of Ageing and Development* 177 (January 2019): 186–200.

Brandhorst, S., and V. D. Longo. "Protein Quantity and Source, Fasting-Mimicking Diets, and Longevity," *Advances in Nutrition* 10, Issue Supplement (November 4, 2019): S340-50.

## 第九章　食物环境

Raubenheimer, D., and E. A. Bernays. "Patterns of Feeding in the Polyphagous Grasshopper *Taeniopoda eques*: A Field Study," *Animal Behaviour* 45, no. 1 (January 1993): 153–67.

Felton, A. M., A. Felton, D. Raubenheimer, S. J. Simpson, W. J. Foley, J. T. Wood, I. R. Wallis, and D. B. Lindenmayer. "Protein Content of Diets Dictates the Daily Energy Intake of a Free-Ranging Primate," *Behavioural Ecology* 20, no. 4 (July- August 2009): 685–90.

Felton, A. M., A. Felton, J. T. Wood, W. J. Foley, D. Raubenheimer,R. Wallis, and D. B. Lindemayer. "Nutritional Ecology of Spider Monkeys (*Ateles chamek*) in Lowland Bolivia: How Macronutrient Balancing Influences Food Choice," *International Journal of Primatology* 30, no. 5 (October 2009): 675–96.

Rothman, J. M., D. Raubenheimer, and C. A. Chapman. "Nutritional Geometry: Gorillas Prioritise Non-Protein Energy While Consuming Surplus Protein," *Biology Letters* 7, no. 6 (December 23, 2011): 847–49.

Thompson, M. E., and C. D. Knott. "Urinary C-peptide of Insulin as a Non-invasive Marker of Energy Balance in Wild Orangutans," *Hormones and Behavior* 53, no. 4 (April 2008): 526–35.

Vogel, E. R., J. M. Rothman, A. M. Moldawer, T. D. Bransford, M. E.

Emery-Thompson, M. A. Van Noordwijk, S. S. Utami Atomoko, B. E. Crowley, C. D. Knott, W. M. Erb, and D. Raubenheimer. "Coping with a Challenging Environment: Nutritional Balancing, Health, and Energetics in Wild Bornean Orangutans," *American Journal of Physical Anthropology* 156 (2015): 314–15.

## 第十章 食物环境的改变

Qiu, Q., L. Z. Wang, K. Wang, Y. Z. Yang, T. Ma, Z. F. Wang, et al. "Yak Whole-Genome Resequencing Reveals Domestication Signatures and Prehistoric Population Expansions," *Nature Communications* (2015): 6.

Wangchuk, D., W. Dhammasaccakarn, P. Tepsing, and T. P. N. Sakolnakarn. "The Yaks: Heart and Soul of the Himalayan Tribes of Bhutan," *Journal of Environmental Research and Management* 4, no. 2 (2013): 189–96.

Raubenheimer, D., and J. M. Rothman. "The Nutritional Ecology of Entomophagy in Humans and Other Primates," *Annual Review of Entomology.* 58 (2013): 141–60.

Raubenheimer, D., J. M. Rothman, H. Pontzer, and S. J. Simpson. "Macronutrient Contributions of Insects to the Diets of Hunter-gatherers: A Geometric Analysis," *Journal of Human Evolution* 71 (2014): 70–76.

Wrangham, R. *Catching Fire: How Cooking Made Us Human.* London: Profile Books Ltd., 2010.

Pontzer, H., B. M. Wood, and D. A. Raichlen. "Hunter-gatherers as Models in Public Health," *Obesity Reviews* 19 (2018): 24–35.

Arendt, M., K. M. Cairns, J. W. O. Ballard, P. Savolainen, and E. Axelsson. "Diet Adaptation in Dog Reflects Spread of Prehistoric Agriculture," *Heredity* 117, no. 5 (November 2016): 301–6.

Beja-Pereira, A., G. Luikart, P. R. England, D. G. Bradley, O. C. Jann,G. Bertorelle, et al. "Gene-Culture Coevolution Between Cattle Milk Protein Genes and Human Lactase Genes," *Nature Genetics* 35 (2003): 311–13.

Kemp, C. "Evolution's Traps: When Our World Leads Animals Astray," *New Scientist* (March 12, 2014).

Monteiro, C. A., J. C. Moubarac, G. Cannon, S. W. Ng, and B. Popkin. "Ultra-Processed Products Are Becoming Dominant in the Global Food System," *Obesity Reviews* 14, no. S2 (November 2013): S21–28.

## 第十一章 现代食物环境

Moss, M. *Salt, Sugar, Fat: How the Food Giants Hooked Us.* New York: Random House, 2013.

Monteiro, C. A., G. Cannon, R. B. Levy, J. C. Moubarac, M. L. C. Louzada, F. Rauber, N. Khandpur, et al. "Ultra-Processed Foods: What They Are and How to Identify Them," *Public Health Nutrition* 22, no. 5 (April 2019): 936–41.

Martínez Steele, E., D. Raubenheimer, S. J. Simpson, L. Baraldi, and C. Monteiro. "Ultra-processed Foods, Protein Leverage and Energy Intake in the USA," *Public Health Nutrition* 21, Special Issue no. 1 (January 2018): 114–24.

Brooks, R. C., S. J. Simpson, and D. Raubenheimer. "The Price of Protein: Combining Evolutionary and Economic Analysis to Understand Excessive Energy Consumption," *Obesity Reviews* 11, no. 12 (December 2010): 887–94.

Raubenheimer, D., G. E. Machovsky-Capuska, A. K. Gosby, and S. Simpson. "Nutritional Ecology of Obesity: From Humans to Companion Animals," *British Journal of Nutrition* 113, no. S1 (January 2015): S26–39.

Zhu, C. W., K. Kobayashi, I. Loladze, J. G. Zhu, Q. Jiang, X. Xu, G. Liu, S. Seneweera, K. L. Ebi, A. Drewnowski, et al. "Carbon Dioxide ($CO_2$) Levels This Century Will Alter the Protein, Micronutrients, and Vitamin Content of Rice Grains with Potential Health Consequences for the Poorest Rice-Dependent Countries," *Science Advances* 4, no. 5 (May 23, 2018): eaaq1012.

## 第十二章 一种特殊需求

Nestle, M. *Food Politics: How the Food Industry Influences Nutrition and Health*. Berkeley, CA: University of California Press, 2002.

Nestle, M. *Unsavory Truth: How Food Companies Skew the Science of What We Eat*. New York: Basic Books, 2018.

Scrinis, G. *Nutritionism: The Science and Politics of Dietary Advice*. New York: Columbia University Press, 2013.

Orskes, N., and E. M. Conway. *Merchants of Doubt: How a Handful of Scientists Obscured the Truth on Issues from Tobacco Smoke to Global Warming*. London: Bloomsbury, 2011.

Brownbill, A. L., C. L. Miller, and A. J. Braunack-Mayer. "Industry Use of 'Better-for-You' Features on Labels of Sugar-Containing Beverages," *Public Health Nutrition* 21, no. 18 (December 2018):3335–43.

Simpson, S. J., and D. Raubenheimer. "Perspective: Tricks of the Trade," *Nature* 508 (April 17, 2014): S66.

Brownell, K.D., and K. E. Warner. "The Perils of Ignoring History: Big Tobacco Played Dirty and Millions Died. How Similar Is Big Food?" *Milbank Quarterly* 87 (2009): 259–94.

Schuldt, J. P., 2013. "Does Green Mean Healthy? Nutrition Label Color Affects Perceptions of Healthfulness." *Health Communication* 28: 814–21.

"New Archive Reveals How the Food Industry Mimics Big Tobacco to Suppress Science, Shape Public Opinion." https:// civileats.com/ 2018/11/28/new-archive-reveals-how-the-food-industry-mimics-big-tobacc-to-suppress-science-shape-public-opinion/

"The Food Industrial Complex." https://priceonomics.com/the-food-industrial-complex/

Moodie, R., D. Stuckler, C. Monteiro, N. Sheron, B. Neal, T. Thamarangsi, P. Lincoln, and S. Casswell on behalf of *The Lancet* NCD Action Group. "Profits and Pandemics: Prevention of Harmful Effects of Tobacco, Alcohol, and Ultra-Processed Food and Drink Industries," *Lancet* 381, no. 9867 (February 23, 2013):670–79.

Lesser, L. I., C. B. Ebbeling, M. Goozner, D. Wypij, and D. S. Ludwig. "Relationship between Funding Source and Conclusion among Nutrition-related Scientific Articles," *PLoS Medicine* 4 (2007): 41–46.

## 第十三章　蛋白质需求目标的改变和肥胖的恶性循环

Blumfield, M. L., C. Nowson, A. J. Hure, R. Smith, S. J. Simpson, D. Raubenheimer, L. MacDonald-Wicks, and C. E. Collins. "Lower Protein-to-Carbohydrate Ratio in Maternal Diet Is Associated with Higher Childhood Systolic Blood Pressure Up to Age Four Years," *Nutrients* 7, no. 5 (April 24, 2015): 3078–93.

Blumfield, M. L., A. J. Hure, L. K. MacDonald-Wicks, R. Smith, S. J.Simpson, W. B. Giles, D. Raubenheimer, and C. E. Collins. "Dietary Balance During Pregnancy Predicts Fetal Adiposity and Fat Distribution," *American Journal of Clinical Nutrition* 96, no. 5 (November 2012): 1032–41.

Blumfield, M., A. Hure, L. MacDonald-Wicks, R. Smith, S. J. Simpson, D. Raubenheimer, and C. Collins. "The Association Between the Macronutrient Content of Maternal Diet and the Adequacy of Micronutrients During Pregnancy in the Women and Their Children's Health (WATCH) Study," *Nutrients* 4, no. 12 (December 2012): 1958–76.

Saner, C., D. Tassoni, B. E. Harcourt, K-T Kao, E. J. Alexander, Z. McCallum, T. Olds, et al. "Evidence for the Protein Leverage Hypothesis in Obese Children and Adolescents" (forthcoming).

Weber, M., V. Grote, R. Closa-Monasterolo, J. Escribano, J. P. Langhendries, E. Dain, M. Giovannini, European Childhood Obesity Trial Study Group, et al. "Lower Protein Content in Infant Formula Reduces BMI and Obesity Risk at School Age: Follow-Up of a Randomized Trial," *American Journal of Clinical Nutrition* 99, no. 5 (May 2014): 1041–51.

Senior, A. M., S. M. Solon-Biet, V. C. Cogger, D. G. Le Couteur,S. Nakagawa, D. Raubenheimer, and S. J. Simpson. "Dietary Macronutrient Content, Age-Specific Mortality and Lifespan," *Proceedings of the Royal Society B* 286, no. 1902 (May 15, 2019): 20190393.

Levine, M. E., J. A. Suarez, S. Brandhorst, P. Balasubramanian,C. W. Cheng, F. Madia, L. Fontana, et al. "Low Protein Intake Is Associated with a Major Reduction in IGF-1, Cancer, and Overall Mortality in the

65 and Younger But Not Older Population," *Cell Metabolism* 19, no. 3 (March 4, 2014): 407–17.

Wu, G. "Dietary Protein Intake and Human Health," *Food & Function* 7, no. 3 (March 2016): 1251–65.

Katz, D. L., K. N. Doughty, K. Geagan, D. A. Jenkins, and C. D. Gardner. "Perspective: The Public Health Case for Modernizing the Definition of Protein Quality," *Advances in Nutrition* 10, no. 5 (September 1, 2019): 755–64. doi: 10.1093/advances/ nmz023.

## 第十四章　学以致用

Larsen, T. M., S.-M. Dalskov, M. van Baak, S. A. Jebb, A. Papadaki,A. F. H. Pfeiffer, J. A. Martinez, et al. for the Diet, Obesity, and Genes (Diogenes) Project. "Diets with High or Low Protein Content and Glycemic Index for Weight-Loss Maintenance," *New England Journal of Medicine* 363, no. 22 (November 25, 2011): 2102–13.

Monteiro, C. A., G. Cannon, R. B. Levy, J. C. Moubarac, M. L. C. Louzada, F. Rauber, N. Khandpur, et al. "Ultra-Processed Foods: What They Are and How to Identify Them," *Public Health Nutrition* 22, no. 5 (April 2019): 936–41.

Monteiro, C. A., G. Cannon, J. C. Moubarac, A. P. B. Martins, C. A. Martins, J. Garzillo, D. S. Canella, et al. "Dietary Guidelines to Nourish Humanity and the Planet in the Twenty-First Century: A Blueprint from Brazil," *Public Health Nutrition* 18, no. 13 (September 2015): 2311–22.

Sluik, D., E. M. Brouwer-Brolsma, A. A. M. Berendsen, V. Mik- kilä, S. D. Poppitt, M. P. Silvestre, A. Tremblay, et al. "Protein Intake and the Incidence of Pre-Diabetes and Diabetes in 4 Population-Based Studies: The PREVIEW Project," *American Journal of Clinical Nutrition* 109, no. 5 (May 3, 2019): 1310–18.

Solon-Biet, S. M., V. C. Cogger, T. Pultipel, D. Wahl, X. Clark, E. Bagley, G. C. Gregoriou, et al. "Branched-Chain Amino Acids Impact Health and Lifespan Indirectly via Amino Acid Balance and Appetite

Control," *Nature Metabolism* 1 (2019): 532–45. doi: 10.1038/s42255-019-0059-2.

Seidelmann, S. B., B. Claggett, S. Cheng, M. Henglin, A. Shah, L. M. Steffen, A. R. Folsom, E. B. Rimm, W. C. Willett, and S. D. Solomon. "Dietary Carbohydrate Intake and Mortality: A Prospective Cohort Study and Meta-analysis," *Lancet Public Health* 3 (2018): E419-E428.

Mazidi, M., N. Katsiki, D. P. Mikhailidis, N. Sattar, and M. Banach, on behalf of the International Lipid Expert Panel (ILEP) and the Lipid and Blood Pressure Meta-analysis Collaboration (LB- PMC) Group. "Lower Carbohydrate Diets and All-cause and Cause-specific Mortality: A Population-based Cohort Study and Pooling of Prospective Studies," *European Heart Journal* 40 (2019): 2870–2879. https://doi.org/10.1093/eurheartj/ehz174230

图书在版编目（CIP）数据

动物为什么吃不胖：关于食欲、代谢与肥胖的营养大发现 /（澳）大卫·劳本海默（David Raubenheimer），（澳）史蒂芬·J. 辛普森（Stephen J. Simpson）著；范雪竹译. - 贵阳：贵州人民出版社，2023.2

ISBN 978-7-221-17537-3

Ⅰ.①动… Ⅱ.①大… ②史… ③范… Ⅲ.①饮食营养学 Ⅳ.① R155.1

中国版本图书馆 CIP 数据核字 (2022) 第 219901 号



---

动物为什么吃不胖：关于食欲、代谢与肥胖的营养大发现
EAT LIKE THE ANIMALS
[澳]大卫·劳本海默，史蒂芬·J. 辛普森 著　范雪竹 译

筹划出版：银杏树下
出版统筹：吴兴元　　编辑统筹：王　頔
特约编辑：舒亦庭　　责任编辑：苏　轼
装帧设计：墨白空间·曾艺豪
出版发行：贵州出版集团　贵州人民出版社
地　　址：贵阳市观山湖区会展东路SOHO办公区A座
邮　　编：550081
印　　刷：天津中印联印务有限公司
版　　次：2023年2月第1版
印　　次：2023年2月第1次印刷
开　　本：889毫米×1194毫米　1/32
印　　张：8.25
字　　数：160千字
书　　号：ISBN 978-7-221-17537-3
定　　价：60.00元

---

贵州人民出版社微信